suncolor

suncolor

suncolor 三采文化

開啟高敏感孩子天賦

兒童精神科醫師給高敏感兒家長的41個養育．照顧．陪伴提案

Highly Sensitive Child

日本兒童精神科醫師．HSC 第一臨床醫師 長沼睦雄 著 蕭雲菁 譯

推薦序

希望更多孩子、家長因為本書獲得幫助

到府育兒顧問
《育兒顧問到你家：與孩子和好的幸福》作者
趙崇甫（大樹老師）

國際名導演李安，曾經這樣自述：「我小時候是個非常瘦弱、容易害怕、容易哭的人……很容易被東西嚇哭，是很沒有用的一個人……我內心是個很脆弱、很乖的小孩，從來不敢反抗。不過，也不知道為什麼到了四十多歲以後，我竟拍一些別人不敢拍的東西，就是很喜歡！上手一個片子以後，才發覺很可怕，而我就是每天把該做的工作做好……電影對我來說很簡單，不知道為什麼別人做得那麼吃力……不管我是打燈、打雜，或是在紐約拍片，從早上開始到下午，我就變

成導演，每個人都聽我的。」摘自《我害怕．成功》

李安導演有很多的高敏感特質。他有幸遇見默默支持他的賢內助，讓他可以慢慢地，用自己的步調發揮所長，找到自己的舞台。

然而大部分的人，終身都不知道自己是占了五分之一人口的高敏感族，只覺得自己是無法融入團體的怪咖！不喜歡自己，自己的人生好像哪裡鉤錯了一條線。大部分的高敏感族，是無法遇見伯樂的千里馬。

其實每個人都有高敏感的時候，特別是面臨重大壓力或挑戰時，像是失戀、孩子非常難帶、生意失敗、親友過世……在這些情境裡，人們通常會有敏感脆弱的表現。而有五分之一的人，一輩子處在高敏感狀態。對於其餘五分之四的人來說，那是難以理解的人生。

高敏感族，經常希望自己可以當個普通人就好，要是這一切只是個夢，夢醒就結束了，該有多好。偏偏高敏感特質終其一生都如影隨形跟著。多數高敏感族過著被誤解的痛苦人生，最終只能被迫戴上社會所期待的面具或是崩壞。

我也是少數幸運者，雖然花了超過四十年的時間，才認識並且喜歡上自己的高敏感特質。之後，才驚覺家父也是高敏感特質。

成長過程中，我經常用一般社會上，對於男人、父親應該扮演怎樣的角色去看待家父，因此對他有許多怨恨和誤解。慢慢地，我看懂他行為背後的動機，看見他如何用高敏感特質守護我們，才體會到他對我們的愛。同時，在家父的生命故事裡，我看到許多要小心避開的坑洞，沒有他的犧牲，我不可能翻轉自己的高敏感特質。

如果父親在年輕的時候，就可以遇見精神科醫師長沼睦雄寫的這本書《開啟高敏感孩子天賦》……長沼醫師身為一個普通人，卻可能比高敏感族，更了解高敏感特質。他願意花心思去認識、理解高敏感，幫助無數的孩子和家長，分享他豐富的實務經驗。

時光不可能重來，希望更多人可以遇見這本書，讓更多高敏感的孩子，可以成為李安導演那樣幸運的人，療癒這個世界。請你一定要買回家細細品讀。

前言

與心思細膩的「高敏感孩子」相處

我在北海道的帶廣市經營一間精神科暨兒童精神科醫院，常見到許多人因為各種症狀，並因此對生活感到痛苦而前來求診，尤其在最近來看診的患者當中，有愈來愈多人是因為「敏感」而苦。

我在二〇一六年出版的《解憂處方籤 日本心理名醫談壓力的洞察與釋放》（台灣東販）一書中，曾分析天生對刺激反應敏銳的「高敏感族」，之後便獲得廣大的迴響，許多人都來信表示「這根本是在寫我」，更有來自日本各地的信函詢問，甚至是專程遠道而來求診。

這才讓我知道，原來有這麼多人因過度敏感而深受困擾，同時也讓我領悟到「這不只是成人才有的問題，應該讓更多人了解孩子們也有高敏感問題」。就在此時，有人問我「能不能為高敏感的孩子寫本書？」因此誕生了本書的企劃。

由於孩子們無法精準地用語言表達感覺，痛苦程度恐怕遠超於成人，就連一般人認為再平常不過的事，對這樣的孩子們來說，都會變成強烈的刺激，讓他們幼小的身心受傷，甚至倍感壓力。

但這些孩子並不是自己想要這樣敏感的，他們在對自己的身體與心理感到困惑的同時，也對身體反應出來的不適感到困惑，於是會想尋找可以理解自己的人，以及一個舒服的容身之處。

本書就是要幫助周遭的大人該如何面對、照顧、支持這種敏感的孩子。

由衷期望本書能幫助這些心思細膩又敏感的孩子，在紛亂、資訊多元複雜的社會裡活得更像自己。

我與高敏感族的結緣

「HSP」（Highly Sensitive Person，高敏感族）是距今約二十年前，由美國心理學家伊蓮・艾融（Elaine N. Aron）博士提出的概念，如字面意義般，指的是天生具有敏銳感覺的一群人。

艾融博士自己與她兒子都是高敏感族，曾經經歷過各種痛苦的體驗，因此決定從心理學觀點來研究「高敏感度」。在進行大量調查與研究後，她出版了《The Highly Sensitive Person》一書。

這本書在一九九六年於美國出版時，立刻成為暢銷書，之後更被翻譯成各國語言版本，日本也在二〇〇〇年出版，讓許多日本人因此得知高敏感族一詞。

當時我是負責診療「發展障礙」（現已改稱為神經發展障礙症）、發展性創傷障礙、依附障礙等症狀的兒童精神科醫師，讀到這本書的時候，著實嚇了一大跳。以往我無法說明清楚的狀況，居然是因為神經過敏，「高敏感」這個新概念讓我恍然大悟並深感認同。

這個概念最厲害的地方，在於點出「這種敏感並非疾病，也不是障礙，純粹是天生具有的特質」，就像有人天生跑得很快、有人天生手很巧、有人天生很會唱歌一樣，有些人天生就具有特別敏銳的感覺，如此而已。

在確認「這個概念對於解開孩子們的心理問題將大有幫助」的想法後，我立刻將其導入診斷確認項目表裡，並且開始進行臨床研究。同時，在這段期間裡，我接觸到許多完全就是「高敏感族」的人，從他們身上了解「原來，高敏感是這樣的狀況」。

（關於「障礙」一詞，在正式文件裡標注病名、診斷名、專業用語時，會以此名詞為主，因此本書也採用這個標準記述，不過我本人對「障礙」一詞抱持負面印象，在非正式的場合裡，習慣標記為「障ㄞˋ」。）

高敏感孩子不為人所知的理由

艾融博士在二〇〇二年又出版了《The Highly Sensitive Child》（中譯：孩子，你的敏感我都懂，二〇〇七年，遠流），書中詳細說明高敏感孩子的特徵及養育方式，並將其稱為「高敏感兒」（ＨＳＣ，Highly Sensitive Child）。

因為對高敏感很有興趣，所以我立刻訂購英文版並且迅速讀完，但不知為何，這本書遲遲沒有日文翻譯版。

直到二〇一五年才發行日文版，但距離美國出版本書已經過了十三年。換句話說，在此之前日本人並不知道「高敏感兒」這一名詞，即使到現在，一般人對「高敏感兒」也不甚熟悉。

與此同時，開始有一些高敏感族以個人經驗，出版了各種與高敏感有關的著作，一般大眾才開始逐漸了解這個族群。

高敏感是與生俱來的特質，所有人都是從嬰兒時期開始就很敏感，但後來的生長環境如何看待這種特質，將大大影響他們的生活。所以，我才認為有必要正視敏感的孩子們。

孩子不懂表達自己的痛苦

我從二〇〇八年開始增加成人門診，因為以往只要提到「發展障礙」，都會認為那是兒童才有的問題，但其實很多人只是在兒童時期沒被發現，長大後才被診斷出是神經發展障礙症，最明顯的特徵就是擁有二〇一二年出版《Women with Attention Deficit Disorder》（中譯：注意力不集中的女性）書中描述的症狀，因此有愈來愈多成人懷疑自己「是不是發展障礙」而來求診。

事實上我也是因為開始幫成人診療後，才對高敏感兒有更進一步的了解。因為孩子們不太能表達自己的痛苦，即使懂得說出「聲音太吵受不了」、「光線很刺眼」、「味道好臭喔」、「不喜歡摸起來刺刺的感覺」等令人不舒服的感覺，卻沒有足夠精準的語言表達能力，能向大人傳達他們心理上的不悅、害怕、焦慮等情緒，以及這些情緒的細微差異。

尤其是高敏感兒，即使是把自己感受到的情緒直接說出來了，也常會被周遭人說成「真是奇怪的小孩」、「太神經質了」、「你是不是有問題啊？」導致他們愈來愈不敢誠實表達自己的感受。所以就精神面來說，只聽他們的描述，也無法明白他們到底有多受傷、多痛苦。但是在與成人患者交談時，只要我問「你小時候如何呢？」通常都能聽到他們回答「我記得好像是這樣」、「當時我對這件事很不舒服」。

不論是神經發展障礙症還是高敏感兒，幾乎都一樣，因為這些成人患者願意描述孩提時代的情形給我聽，才讓我對孩子們的狀況有進一步的認識。

成人可以用語言傳達自己的情緒，也能主動迴避會讓他們不舒服的情況，但孩子大多沒有這樣的能力，所以就會更痛苦，最後只能用身體反應和行為來表達自己的感受，有些孩子甚至只懂得用鬧彆扭的方式表達他不愉快或不舒服，所以身為大人更有必要主動去察覺、去支持這樣的孩子。

高敏感兒與高敏感族，都不是病

有一位媽媽因為孩子很敏感，於是帶孩子去醫院求診，結果被診斷出「有可能患有泛自閉症*」。這位媽媽因為對這個診斷有疑慮，於是寫信來問我。

*泛指自閉症、亞斯伯格症、廣泛性發展障礙等症狀，現在統稱為「泛自閉症」。

「我查了許多有關泛自閉症的資料，就過度敏感這一點來說，確實符合我小孩的情形，但其他症狀就完全不是這樣子，讓我對診斷結果產生懷疑，而且那位醫師完全沒提到高敏感的問題。」

我不難想像這種情形很普遍。

在泛自閉症裡，有些人擁有過度敏感的症狀，若只看這個症狀，確實很容易與高敏感兒重疊。但就如這位媽媽發現到的，若能同時觀察其他症狀，自然能明白孩子到底是不是泛自閉症。

麻煩的是，高敏感族和高敏感兒既非病名、也不是診斷名，這純粹是站在心理學和社會學觀點來定義，在醫學上沒有這樣的概念。因此就算去精神科、神經科、身心科求診，也不會被診斷為高敏感族或高敏感兒，有些醫師甚至沒聽過這些概念；即使明白有這個概念，很多人也不認為這是造成患者生活痛苦的原因。

我在進行心理診療時，一向以積極導入有效的思維為方針，並且在此之下，努力觀察患者的大腦及身心靈，進行綜合性診斷，因此我認為高敏感是一個非常重要的概念。只可惜就現實問題來說，會像我這樣告訴患者「啊！你是高敏感族啦」、「你的孩子是高敏感兒呢」的醫師真的是極少數。

尤其在面對類似神經發展障礙症，夾雜多種要素的患者時，我們有必要進一步理解高敏感族和高敏感兒。但在一切講求證據的醫學和心理學領域裡，這個主張遲遲不被理解。也是因此之故，我曾被提醒「醫師，您老說這種話，小心在學會裡待不下去」。

就現況來說，對高敏感族和高敏感兒有所理解的臨床醫師還很少，未來恐怕也不易增加。

每五人中就有一人具敏感特質

高敏感族和高敏感兒既不是疾病也不是障礙，是當事人天生具有的特質，而且根據艾融博士的說法，不論人種與種族，基本的發生率約為百分之十五至二十。假設一個班級裡有三十名學生的話，表示其中有五、六人是高敏感兒，其實不算少數。

但我們身處的社會通常會以其他八成的多數人為主，所以對過度敏感的人來說，往往不容易適應，也會過得很辛苦。即使五人中就有一人的比率並不小，但可惜社會對高敏感族的理解度還很低。

如果媽媽本身也是高敏感族，或許比較容易察覺「啊、這孩子好像也是敏感型」，但若媽媽不是高敏感族，自然很難理解為什麼自己的孩子會有這種反應，甚至有可能以為自己的孩子「很難養」、「很難搞」、「很任性」。

不僅如此，許多高敏感兒甚至會敏感地感應到周遭人的情緒，反而自責「自己沒能回應媽媽的期待」，導致這樣的孩子內心會更痛苦。例如我看過很多，被大家稱讚「你是個好孩子」的小孩，在長期壓抑自己情緒的情況下身心失衡，結果身體狀況出問題、逃避上學，甚至出現「自己不再是自己」的意識解離症狀。為了避免孩子將天生過度敏感的特質當作壞事而煩惱，一定要多注意孩子們的成長環境。

若能從孩子還小時，就用適當態度面對他們的敏感，自然能避免孩子因此產生負面情緒，畢竟孩子天生就比成人纖細，要讓這個特質變成優點或是缺點，完全看孩子的成長過程。

艾融博士說過「與其長大成人後再去療慰過去的傷痕，不如趁孩子還小時就想辦法預防問題發生，而這樣的方法勢必簡單許多」。所以周遭的大人有必要儘早察覺，並接受這種特質是「孩子的特色」。

將心思細膩的特質培育成優點

我始終認為不該將高敏感特質看成負面要素，應該把它看成是「敏感力」、「心思細膩力」之類的正向能力。

高敏感兒確實容易對芝麻小事在意，導致神經緊繃而感受到壓力，最後甚至會讓身心失衡。但他們也確實因為這種心思細膩的特質而顯得特別細心，對他人擁有較強的同理心，這也是高敏感兒和高敏感族的一大優點。事實上，有很多人因為活用這種豐富纖細的敏銳度，在社會上有活躍表現，在在顯示只要好好發展這項特質，就能將它變成人生的大優點。

希望大家能多多理解高敏感兒，不要把擁有敏銳感覺的孩子們視成「敏感得讓人困擾」的麻煩存在，而是「因為心思細膩才值得依靠」的重要存在。

若能對高敏感兒有進一步的理解，明白什麼樣的環境適合他們，如何對他們表現情感，不僅能減少高敏感兒的痛苦，也能將高敏感兒原有的敏感特質培育成有助人生的優點。

究竟是該將天生比人敏感的特質看成正向能力並且樂在其中，還是把它當作導致生活痛苦的元凶而苦惱不已，成長環境絕對有莫大的影響力，這一點不僅艾融博士提及過，我自己也從臨床經驗得到驗證。

由衷希望本書能給正在與高敏感兒對抗、奮戰的媽媽和老師們，提供消除煩惱的指示，減緩孩子心靈的痛苦。

目次

CONTENTS

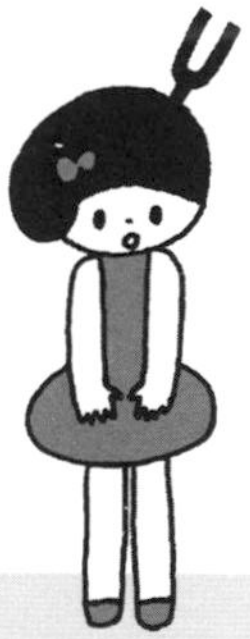

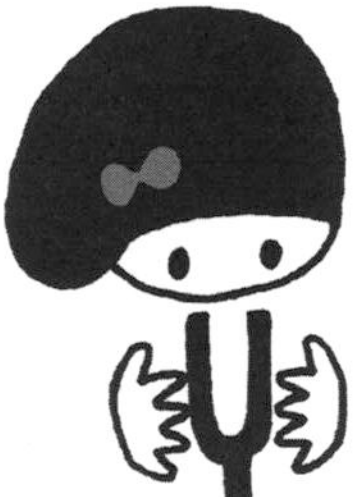

第 2 章

兒童精神科醫師給你的高敏感兒養育建議

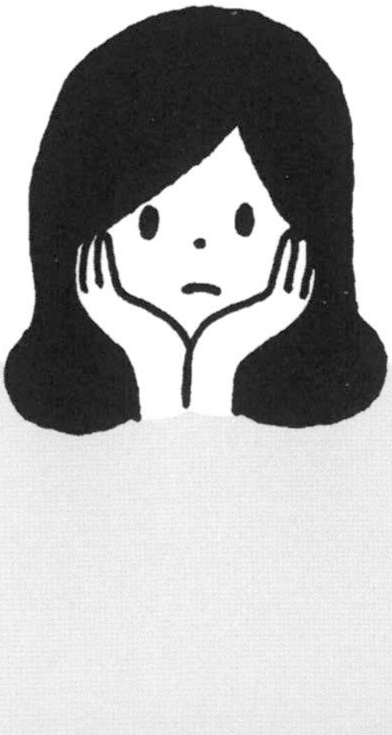

第3章

因為高敏感而痛苦的孩子們

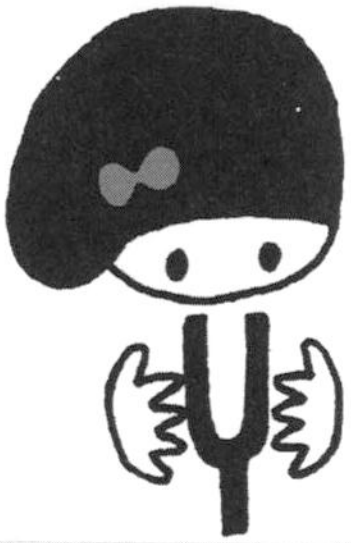

第 4 章

高敏感兒家長該做的事

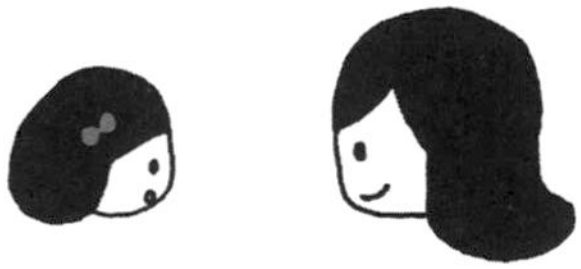

第5章

將高敏感化為「優點」

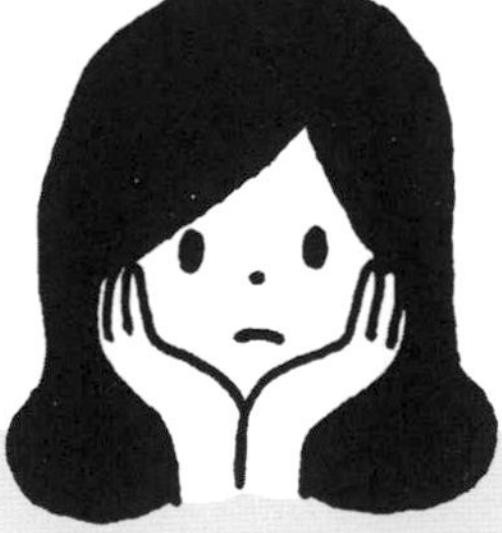

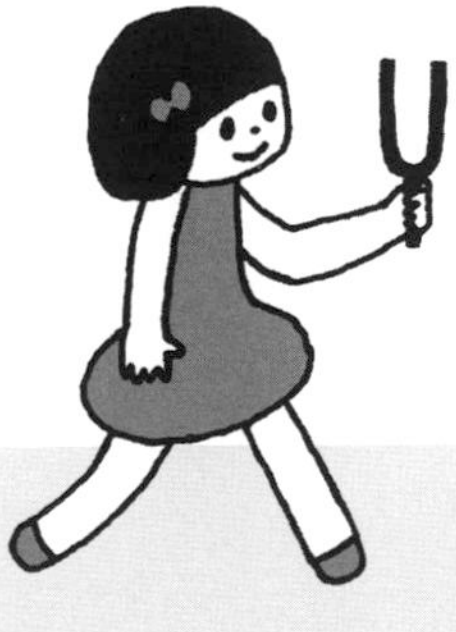

第1章／你對高敏感孩子熟悉嗎？

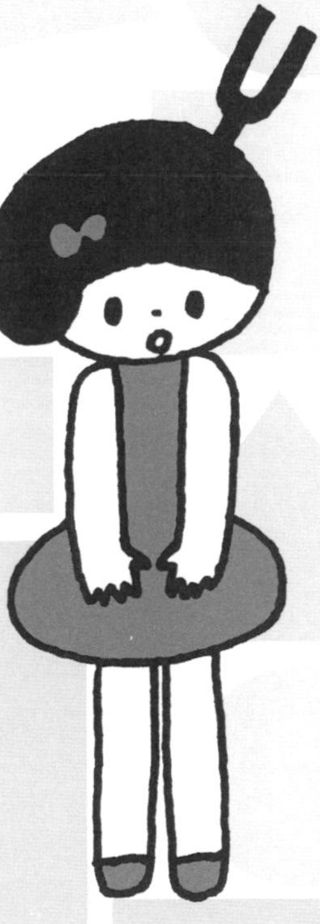

愛哭的嬰兒就是高敏感兒？

多數媽媽第一次覺得「我的孩子會不會太敏感了？」通常都是因為孩子不太睡、拚命哭。雖然小孩夜哭是常有的事，但媽媽們常因此睡眠不足，累積過多疲勞而痛苦不堪。

▼抱在懷裡就不哭，也會乖乖地睡覺，但是只要一放回床上，就立刻嚎啕大哭，最後沒辦法，只好抱著他一起睡。

▼嬰兒期每天晚上都哭，我簡直就是活在地獄裡。每隔一小時、一個半小時就哭，每晚都要被吵醒五、六次，根本沒辦法好好睡覺，大概是因為這樣氣色變很差吧。帶孩子回診時，還被問說「這位媽媽妳有好好睡嗎？妳還好吧？」讓我忍不住掉淚。

▼每次哭都要哭個一小時，真的很煩，最後總會忍不住大聲罵他，然後我又會

後悔。好羨慕那些說「我小孩好好帶，只有不舒服時才會哭」的媽媽喔……上天太不公平了。

比起不會夜哭的孩子，會夜哭的孩子應該比較敏感，只是這樣的表現是因為哪方面的問題，必須從各種角度去思考才有辦法知道。

嬰兒會哭，是因為有某些狀況讓他焦慮、不舒服，所以不妨先想成孩子確實擁有某種程度的敏感，再去做一些嘗試變化，從中找出怎麼做才能減緩他的焦慮。例如避免某種聲音、不要讓刺眼光線照過來、將衣服和寢具換成觸感比較好的材質等等，時間久了自然能漸漸明白自己的孩子，對什麼事容易產生反應。

一旦想著「我的小孩好難帶」、「好難照顧」，思緒自然會朝這個方向發展，進而感嘆「又來了」、「到底要我怎麼做你才不哭？」、「饒了我好不好」。當累積過多疲勞時，心情上當然會有壓力，此時不妨打開窗戶，呼吸新鮮空氣，等待心情平復後再告訴孩子「別擔心，媽媽會一直陪著你」、「不用怕、不要哭」，站在孩子的立場來面對他們。

提出高敏感族與高敏感兒的艾融博士，在她的著作裡提到，不僅自己是高敏感族，她的兒子也是高敏感兒，所以晚上常常夜哭不睡，讓她非常困擾，後來她想到一個方法——為兒子特製一個小帳篷。

只要進入這個帳篷裡，就不會聽見外面的雜音，也不會有刺眼的光線，蓋在身上的棉被有固定的圖案，而且不論到哪裡去，一定會讓她兒子帶著這個帳篷，結果她兒子果然到哪兒都能安穩入睡。簡單地說，她為兒子準備了一個隨時都能感覺「這裡很安全」、「這裡沒問題」的地方。據說她兒子在滿三歲睡一般床之前，一直很依賴這個帳篷。

有趣的是，在她兒子上大學後開始設計自己的家時，據說他在房間裡擺了睡覺專用的帳篷，或許對他來說，帳篷已成為一個可以安穩舒眠的堡壘。

症狀的顯現強度比符合數量更重要

各位試做了書末附錄的高敏感兒檢測量表嗎？

艾融博士的論點是「只要二十三個項目裡有十三個符合，應該就是高敏感兒」，但是我個人認為數量並不是重點。我常被患者問「我家小孩只有十個項目符合，他應該不是高敏感兒吧？」

其實，十三只是一個數字，畢竟每個人的症狀顯現方式都不一樣，檢測的選項只是從推定的特徵中舉例，實際上還有其他更多的狀況。單純從符合項目的多寡來判斷是不是高敏感兒，根本無法察覺真正的本質。比起符合多少個選項，症狀的顯現強度更重要。

艾融博士也主張「即使只有一個或二個符合，若是表現程度非常極端，仍有可能是高敏感兒，因此比起心理測驗，父母自己觀察孩子的感覺會更準確」。所以即使符合三、四個選項，只要這些特徵非常明顯，讓大人深感困擾，就可以懷疑是高敏感兒。

有個「自閉症光譜量表」，它是由五十個項目所構成，每個項目都有四個選項，並採用單選的方式回答，只要符合特徵就算一分，最後以加總分數來判定是否為泛自閉症，是判斷有沒有發展障礙時的測驗量表之一。但這個量表是以自己的主觀認定來回答問題，而且不論是「只是有點符合」，還是「明顯到已經影響生活」都算一分，導致有些人症狀明明不明顯卻得到三十五分；有些人雖然只有五分，但這五個項目的症狀特徵非常嚴重。由此可見，單從符合的項目數來判斷，很難正確掌握當事人有多嚴重、多困擾。

高敏感兒也一樣，單從符合的項目數，無法得知孩子敏感的嚴重程度，以及當事人的痛苦程度。但儘管如此，量表仍是重要的診斷依據，至少能客觀得知「這孩子有這樣的問題」，進而觀察孩子的一舉一動，培養出更敏銳的觀察力，這點很重要。

資訊夠多才能精密診斷

當患者要來我的醫院接受診察時，我都會請他們事先填寫好自我評量表。因此，我常接到患者的抱怨「醫師，這個也太麻煩了吧。要一題一題認真地想過再寫，結果我整整花了八小時。」

我甚至會請患者把小時候的照片、成績單、繪圖、作文都帶來。尤其是作文與圖畫，往往呈現當事人當時的心境，非常值得參考。不過，不擅長用文字表達的人，都會說填寫這種自我評量表很麻煩，所以有些人根本不寫。相反地，過度敏感的人通常會寫得很仔細，甚至讓人覺得「有必要寫這麼多嗎？會不會太誇張了」，顯示過度敏感的人基本上都很認真，責任感也很強。

若患者是兒童，我會請父母幫忙代寫，但我自己也會準備兒童版的診察表，大概是小學二年級的孩子，就有辦法自己填寫。雖然我不會問得那麼詳細，但我都會要求小孩做「畫樹測驗」——請孩子畫出「一棵一棵長有果實的樹」，因為從這樣的畫裡，就能看出孩子的某些深層心理。

以高敏感兒的情形來說，我常會依父母本身是不是高敏感族而給予不同的建議，所以我也會詢問父母一些問題，甚至還會回溯到祖父母、曾祖父母。

父母對待高敏感兒的方式與心理狀態也會大大影響孩子，很難只診斷孩子就能改善各種症狀，所以我會要求親子一起接受治療。

高敏感兒的四個特性

在《The Highly Sensitive Child》日文版書末，收錄了艾融博士最新的見解。她提到關於敏感的研究，在這近十年有相當大的進展，尤其是艾融博士整理出高敏感族和高敏感兒的四個特徵，非常值得參考，以下介紹這段內容。

比人敏感的人都擁有這四個特徵，所以若不符合這四點，應該就不具有這裡所說的「比人敏感」特質。而這四個特徵如下：

D（深度處理：Depth of processing）

O（容易過度接受刺激：being easily Overstimulated）

E（情緒反應大、尤其是同理心很強：being both Emotionally reactive

generally and having high Empathy in particular）

S（能敏銳察覺細微刺激：being aware of Subtle Stimuli）

請牢牢記住這DOES。

——《The Highly Sensitive Child》日文版

研究長達二十年的艾融博士斷言符合這四個特徵才是高敏感族和高敏感兒，而這也是她對高敏感族和高敏感兒的想法及定義。

以下便融入我的理解來說明這四項特徵。

(1) 深度處理（D）

容易過度接受刺激、能敏銳察覺細微變化，上述內容相信大家都能理解，但其實高敏感兒會比一般人更「深度」地處理這些資訊。

最常見的特徵如下：

- 會提出逼近核心的尖銳問題。
- 會似懂非懂地使用大人們說過的話，完全不符合自己的年齡。
- 有幽默感。
- 會去思考各種可能性而慎重行事，因此遲遲無法下決定。
- 會仔細觀察後再思考，因此比較花時間實際採取行動。

遲遲無法做決定、感覺困惑的表現，常被視為「膽小」、「內向」、「優柔寡斷」，但其實是因為他們在心裡深度處理，才會有這種外在表現。

最近甚至有研究得知下列資訊。

關於高敏感族深度處理的特質，有一項最新的資訊。Jagiellowicz 等人曾利用功能性磁振造影（ｆＭＲＩ）研究人類大腦的活動情形，並將兩張只有些微不同的照片展示給實驗對象看，結果發現相對於一般人只會觀察表面的特徵，高敏感族更會觀察複雜的特徵與細節部分，而且這時候其大腦的運作更活躍。簡單地說，就是高敏感族的大腦比一般人更會「深度」處理精密資訊。

——《The Highly Sensitive Child》日文版

我在為高敏感族和高敏感兒診察時，也發現他們大腦讀取表情等資訊的處理能力很高。

(2) 容易過度接受刺激（○）

我常常用地曳網的捕魚方式來說明敏感的人接受到大量刺激時的狀態——網眼愈大，小魚愈容易溜走。偏偏敏感的人，網眼非常小，不僅會網住小魚，甚至會網住其他不必要的東西，導致漁網愈來愈重，收網的時候當然會累到不行。

這就是過度接受刺激的狀態，身體和精神都承受過重的負荷，才會比一般人更容易感到疲勞。

德國學者 Friedrich Gerstenberg 曾研究有關高敏感族容易過度接受刺激的情形。研究中，要被實驗者觀看電腦螢幕上出現的各種不同方向的L字母，然後判斷中間是否有夾雜T字母。這是要讓實驗對象進行有點難度的認知作業，藉以從中比較。結果發現高敏感族比一般人更能在短時間內做出正確判斷，但完成後的疲憊感也比一般人強。

——《The Highly Sensitive Child》日文版

即使是為了取悅高敏感族而安排活動或帶他們外出，他們也會因為疲憊而逐漸失去精力，最後甚至要求「回家」，這是高敏感族的一大特徵——並非不快樂，純粹是過度接受刺激而疲累不堪。

其他還有下列特徵：

- 過度興奮後，當天晚上會睡不著。
- 很怕痛。
- 會過度在意天氣的冷熱、弄髒的手腳、濕掉的衣服、不合腳的鞋子等。
- 很怕別人給他的驚喜。
- 受人矚目或被檢測實力時，就無法發揮應有的實力。

(3) 情緒反應大、尤其是同理心很強（E）

高敏感兒不只對事物很敏感，對情緒反應一樣敏感，所以愛哭、容易被嚇到、容易害怕，甚至鬧彆扭。這都是因為他們的情緒起伏比一般人來得激烈所致，而且這種敏感反應不只針對自己，也會對他人產生反應。

曾有一位媽媽告訴我，三歲大的兒子會把眼鏡拿給她，還對她說「媽媽，妳在找這個吧？」她嚇了一跳，趕緊問兒子「你在哪裡找到的？你怎麼知道媽媽在找眼鏡？」結果兒子回答她「我看到妳一邊打掃，一邊東張西望，就想說媽媽妳應該是在找眼鏡」。敏感的孩子就是有辦法觀察他人，察覺到對方在想什麼。

這種小地方能如此貼心，是非常美好的事，偏偏這樣的孩子對悲傷與焦慮等情緒的感受，同樣比人強一倍。

- 他在旁邊看到我罵哥哥，居然就哭了，真是讓我莫名其妙，被罵的人沒哭，他反而哭了？
- 因為爺爺生病，我心想這可能是最後一面了，便帶著孩子一起去醫院探病。之前也去看過爺爺，當時都沒事，這次他似乎感覺到緊張的氣氛，一靠近病房就全身定住，一直到最後都沒走進去。
- 家裡的寵物過世讓孩子很難過，即使已經過了好幾個月，孩子還老是哭。

臨終關懷的森津純子醫師，將敏感族這種高同理心比喻為「音叉」。

不論是誰，每個人心裡都有「能對他人情緒感到共鳴的音叉」，只是這種音叉的數量及大小和功能會因人而異，若一般人對「開心、悲傷、快樂、害怕……」等情緒的反應為十支小音叉，那麼感覺豐富的人就擁有約一千支到一萬支大音叉。

——《子供の心の悩みと向き合う本》
（中譯：正視孩子心理的煩惱，KK Bestsellers）

每個人身體裡面能感到共鳴的音叉數量都不一樣，把這樣的思考模式套在理解高敏感族和高敏感兒身上，就會非常淺顯易懂。

⑷ 能敏銳察覺細微刺激（S）

第四個特徵是容易敏銳察覺細微刺激，包含微小的聲音、淡淡的氣味、隱約的口味差異、人與物的細微變化等一般人不太會發現到的小細節，這種大家視為「沒什麼了不起」而容易忽略的芝麻小事，高敏感兒都會很在意。

關於這一點，艾融博士說「有些人的知覺器官特別發達，但他們多數都不是因為知覺器官反應過大，而是思考和情緒的程度太高，才會察覺到細節部分。這也是和處理資訊的深度做區別時，很難分辨清楚的地方」。

很多媽媽們在日常生活中，經常看到高敏感兒對芝麻小事產生敏銳反應。

▼我家小孩對於常吃的食物，口味上非常敏感。前陣子他吃了一口煎蛋就喊「好難吃」。辛苦煮的菜被孩子嫌，真的很讓人沮喪。

▼洗完澡後，如果不是他慣用的毛巾，他絕對不會用。我想應該是觸感的關係啦。但就算給他別條毛巾，他也會全身濕答答地大吵「我要原來那條啦！」

▼我換了一個新的沐浴海綿，結果小孩直喊「好痛」，根本不用。可是舊的已

經丟掉啦，很想叫他別太誇張。

▼我們家的衣服都要把標籤剪掉，因為小孩說刺刺的會痛，而且如果沒有剪乾淨，好像會更刺激他的皮膚。所以我只好仔細拆開縫線、拆標籤，真的很花時間。再好的名牌衣服，到了我家連牌子都沒有。

▼我家小孩對氣味很敏感，即使在商店或大眾交通工具裡，照樣會大聲嚷嚷「好臭、好臭」，還一副快吐了的樣子，讓我深感困擾。

其他還有對食物裡的化學成分有反應，或對藥物敏感，只要照處方箋上的指示服藥，藥效就會過強等等，這些都是高敏感兒的特徵。照顧高敏感兒真的很辛苦，但有時也會有另一面。

▼每次我去弄頭髮回來，兒子總是比丈夫早一步察覺我的髮型變了，還會對我說「媽媽，妳這樣很好看。」

▼只要看到我們夫妻快吵架，孩子會哭著說「爸爸，你不要欺負媽媽……」多虧了他，我們夫妻都會因此停止爭吵，也體會什麼叫「孩子是家庭生活的潤滑劑」。

同理心的架構

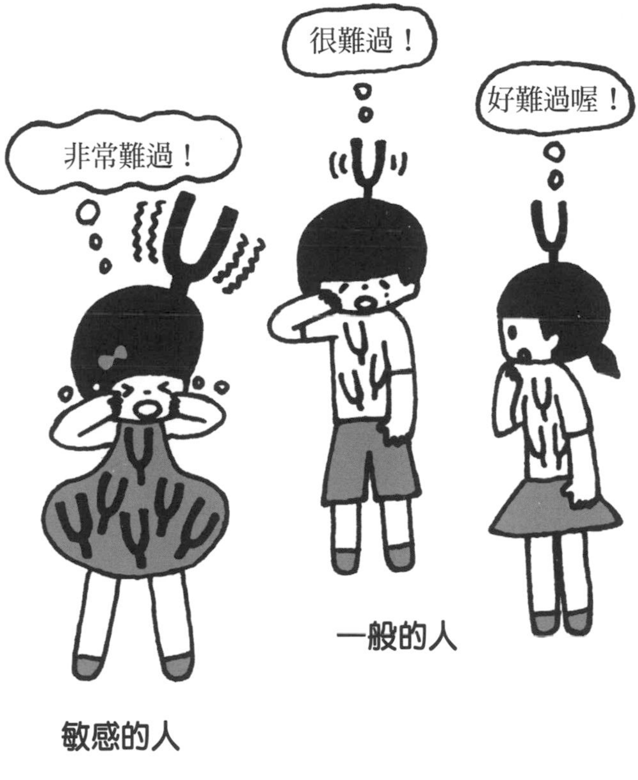

參考《子供の心の悩みと向き合う本》（森津純子著 KK Bestsellers）

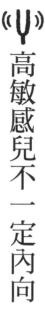

高敏感兒不一定內向

感覺敏銳的人，很容易給人一種「內向消極」、「神經質」、「芝麻小事也會在意」的印象，但其實不見得如此。事實上有些人是高刺激尋求（HSS：High Sensation Seeking），喜歡追求刺激。

其特徵如下：

- 好奇心旺盛喜歡新事物
- 喜歡冒險與追求刺激
- 不喜歡無所事事

一般認為在所有高敏感族當中，內向型的大約占七成，外向型的占三成。高刺激尋求乍看似乎和高敏感族正好相反，但其實也有人是同時擁有這兩個面向，尤其是大人，在人前會表現出高刺激尋求的一面，但是一人獨處時就會恢復原本的高敏感特質。

不過，孩子正好相反，在外面會表現出高敏感的特質，回到家後，會因為放鬆而變成高刺激尋求。

我認為與其在意「孩子是不是高敏感兒」，不如多多去觀察孩子對刺激的反應，以確認他們的高敏感要素、高刺激尋求要素占多大比例，這樣更有助於理解孩子。

依特質的表現方式，會有下列不同類別。

A型【HSP（＋）／HSS（＋）】

・容易激動
・容易被嚇到
・喜新厭舊
・會追求新體驗但不喜歡冒險

B型【HSP（－）／HSS（＋）】

・充滿好奇心、很有幹勁

・比較衝動、動不動就想冒險做新嘗試
・容易感到無聊
・對細微狀況不太注意也沒興趣

C型【HSP（+）／HSS（-）】

・懂得自省且喜歡安靜生活
・不做衝動的事
・不冒險

D型【HSP（-）／HSS（-）】

・好奇心較低
・非自省的人
・不太深思熟慮只是平淡地過生活

簡單地說，高敏感傾向與高刺激尋求傾向都較低時，好奇心也會較低，也不太會深思熟慮，屬於無趣的人。由此可見，敏感其實也是一種魅力。

高敏感與高刺激尋求的四種類別

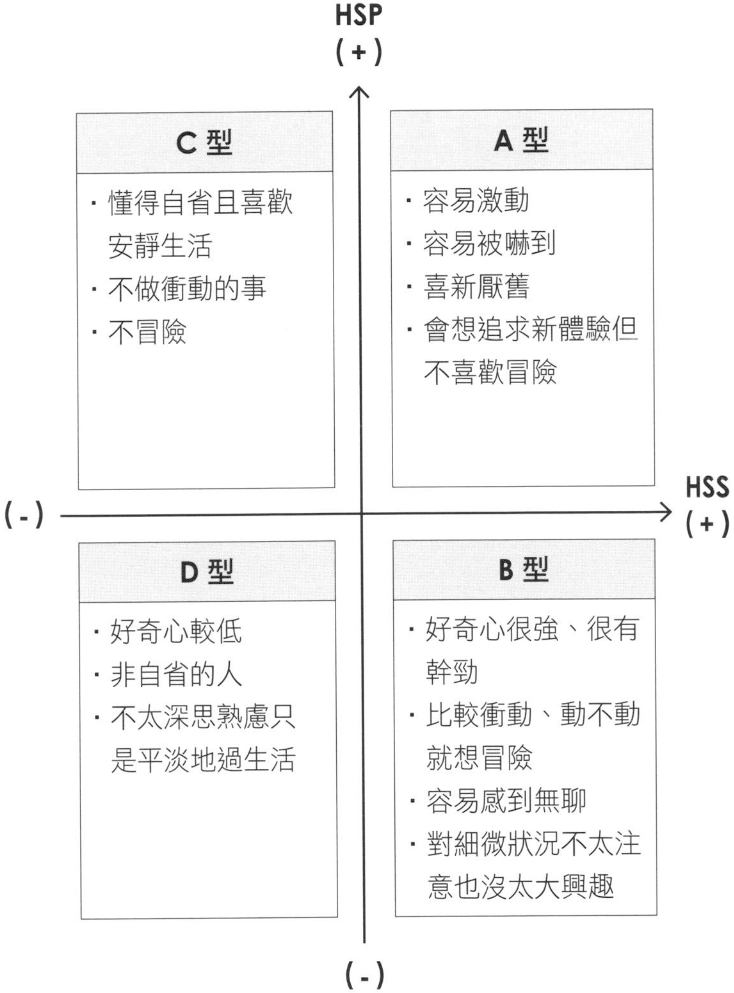
HSP
(+)
C 型
・懂得自省且喜歡安靜生活
・不做衝動的事
・不冒險
A 型
・容易激動
・容易被嚇到
・喜新厭舊
・會想追求新體驗但不喜歡冒險
(-)
HSS
(+)
D 型
・好奇心較低
・非自省的人
・不太深思熟慮只是平淡地過生活
B 型
・好奇心很強、很有幹勁
・比較衝動、動不動就想冒險
・容易感到無聊
・對細微狀況不太注意也沒太大興趣
(-)

焦慮迴路愈強，愈容易負面思考

若用大腦神經迴路來比喻高敏感度與高刺激尋求度，可以分別用「焦慮迴路」與「幹勁迴路」來形容。

人類的大腦擁有激發好奇心、下令要自己動起來的「行為激發系統」（冒險系統），以及就後續應該採取什麼行動，會注意各種訊息以避開危險的「行為抑制系統」（預防系統）。

行為激發系統就像是踩油門，行為抑制系統就像是踩煞車。換句話說，行為激發系統是幹勁迴路，行為抑制系統是焦慮迴路。

行為激發系統的訊號來自A10神經群，而行為抑制系統的訊號則來自杏仁核。因為杏仁核是警戒裝置，會視資訊內容發出「這個有危險」、「這個有問題，要小心」等訊號，但這種警戒訊號若是出現得太過頻繁，就很容易引發強烈的焦慮與恐懼，不只行為上會束手束腳，還會出現負面思考。

《Rainy Brain, Sunny Brain》（中譯：雨天大腦，晴天大腦，Elaine Fox）一書，便將此分別稱為「Sunny Brain」與「Rainy Brain」，亦即凡事都往好的方面思考的樂觀腦，以及凡事都往壞的方面思考的悲觀腦。

我認為高敏感兒就是這種焦慮迴路特別強的小孩，也因為焦慮迴路總是太過頭，才讓他們容易出現負面思考。當這種情形越發嚴重時，孩子會出現嚴重自責，對於自己無法順利完成的事、無法回應大人期待的結果，看得比實際情形還重，因此會強烈責備自己，也會非常沮喪。例如被罵時，他們的思考迴路會陷入「媽媽一定是很討厭我這樣，才會這麼生氣，我是個沒用的小孩」。或在學校被霸凌時，也會以為「誰叫我是這樣的人，才會被欺負」。

但話說回來，若這種抑制系統沒有發揮作用也會令人困擾，因為焦慮迴路若太弱，也是一大問題。

為了確認焦慮迴路的訊號來源——杏仁核，遭受破壞時會有什麼樣的後果，曾有個用猴子進行的實驗發現，原本對蛇十分懼怕的猴子，居然毫無所懼地吃起蛇來，因為猴子已經失去恐懼心和焦慮感。由此可見，不懂得恐懼也會引發問題。最重要的還是平衡，所以焦慮迴路較強的孩子，絕對需要一定的幹勁迴路。

從大腦來診察發展情形

在我成為精神科醫師，實際進行臨床診療之前，曾研究過人體的神經一段時期。當時我剛從北海道大學醫學系畢業，進入腦外科部門服務，但實際去研修學習後，發現自己的個性並不適合從事腦外科方面的工作，於是轉攻神經內科，加上當時我對感覺運動障礙很感興趣，所以又去研究「感覺統合療法」。

接著又在北海道大學研究所參與突觸生化學的基礎研究，但最後不得不做出決定——是要一生投入研究領域，還是選擇成為臨床醫師？思考之餘我決定轉向治療障礙兒，因此成為兒童精神科醫師。之後我便一直致力於以兒童發展障礙問題為主的精神醫學，加上過去的經歷，讓我能夠站在「從腦診察」的立場來看待兒童發展障礙問題。

以往在治療發展障礙時，都只能從患者的行動特徵來診察，但今日多虧腦科學的發達，已經有辦法同時從腦的觀點來思考。

我將腦分為六個部位探討，分別是右腦與左腦、額葉與枕葉，以及從側面觀察腦時，上面的大腦皮質與下面的大腦邊緣系統。

我會依據①這六個部位的活化度各為如何？②前後、左右、上下之間是否均衡？③各部位之間是否順利連結？這三個重點，思考各部位的活化度與彼此間的均衡及連結情形。其中最重要的是各部位之間的連結情形，基本上會在成長

大腦的六個部位

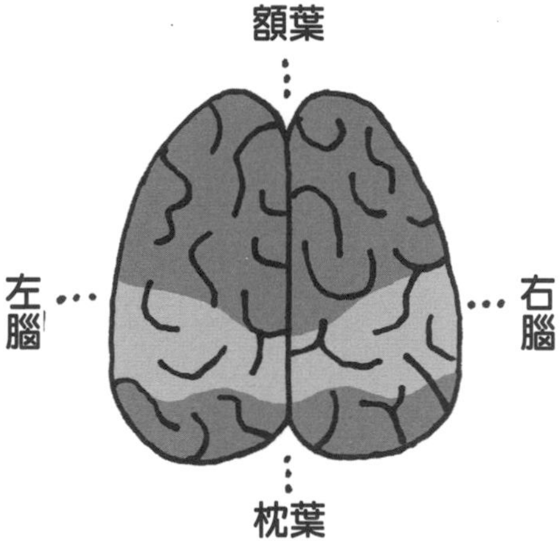

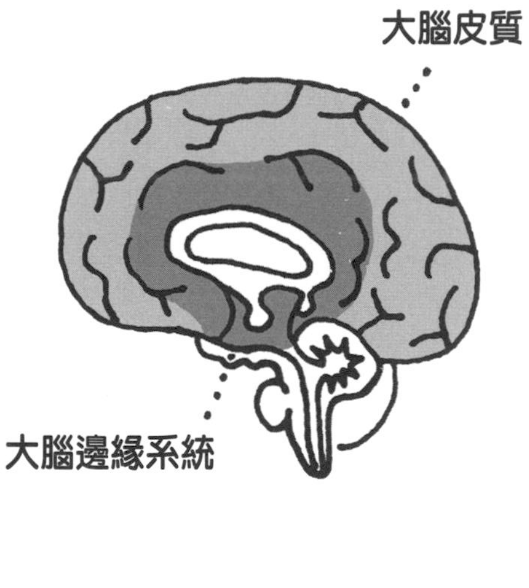

過程中，逐漸形成一個非常精密的連結網。

大家是否清楚腦是如何發展的？

原則上，腦是由下往上、由右往左、由後往前、由內往外地逐漸發展。

發展初期若舊腦出現異常，不只會影響該部位，更會讓彼此間的均衡與連結出現「偏差」，進而影響整個大腦，最終影響左額葉的發展。一般認為這也是造成廣泛性發展障礙的原因。遺傳基因的問題、在媽媽肚子裡成長時的問題、出生時的問題等等，都是阻礙腦部發展連結網的可能原因。

發展障礙就像高速公路大塞車

大腦裡有許多由無數腦神經細胞縱橫連結而來的連結網（神經網路），資訊都會在這裡來來去去，並且被高速地處理著。此時動用到不只是部分的腦，而是整個大腦都在工作，我們才有辦法處理複雜的事，但若因故造成這個連結網功能變差，我們就無法快速處理複雜的事。

不妨將大腦裡高速處理資訊的連結網，想像成貫穿全國的道路交通網，既有能一路開到底的高速公路，也有市區裡的大小馬路。假設這時候高速公路不通，想到遠處就會很花費時間，雖然還是可以抵達目的地，但是相對地得花上更多的時間，這種情形稱為「資訊處理過慢」，也是泛自閉症的特徵之一。

神經發展障礙症是大腦的某個部位沒能發揮正常作用，造成當事人出現許多擅長與不擅長的事，而神經系統的連結網功能不佳時，也會引發這種情形。事實上這種情形不只來自神經發展障礙症，失智症與統合失調症以及腦高級功能障礙，也有可能引發同樣的情形。

但其實在大腦的發展過程中，即使有某個部位受損，其他的神經迴路也會為了彌補其缺點，發揮代償作用，例如大腦的左側比較弱、右側就會變強；前面比較弱時、後面就會變強；上面較弱時、下面就會變強。如同高速公路容易塞車時，就要有其他的一般公路幫忙疏通。所以，我們不妨認為，所謂障礙並非只有功能受損，並非只有凹的狀態，而是有凹也有凸。

為什麼泛自閉症男孩比較多？

既然談到腦功能與神經發展障礙的話題，就順便探討一下為什麼自閉症以男孩居多。

據統計，自閉症的男女比率為八：二，男生顯然比女孩多上許多，最大特徵是負責語言的左腦比較弱。

有個可能的原因，是因為男性荷爾蒙的影響。這是大約十五年前，由英國心理學家巴隆-寇恩（Simon Baron-Cohen）提出的學說，他主張胎兒在媽媽體內時，會有一段稱為「接收雄激素時期」吸收睪固酮（男性荷爾蒙），因此逐漸發展出男性生殖器，但男性荷爾蒙卻是阻礙大腦發展的因子，才會造成左腦的語言發展變弱。

反觀女性荷爾蒙，因為具有較強的促進神經發展作用，所以女孩的左腦發展沒有受到阻礙，語言能力才會比男孩強。不過泛自閉症當中的亞斯伯格症，有左腦語言功能較強的特徵，因此也有不少女孩，在比率上幾乎是男女相同。

不受接收雄激素時期影響的女性，大腦左半球的發展比較好，因此多數女性的語言能力都很強，而男性則因語言能力較弱，所以較多說話笨拙的人，這也是兩性之間的特徵差異。

高敏感兒與泛自閉症

回到高敏感兒的話題。

艾融博士認為高敏感族和高敏感兒在學術上屬於感覺處理敏感（sensory

processing sensitivity），和感覺處理障礙（sensory processing disorder）及感覺統合障礙（sensory integration disorder）是不同的。

以泛自閉症來說，有可能對感覺處理過剩的情形產生反應，但也有可能不會有反應。自閉症的人似乎很難區分該注意什麼，不需要注意什麼，因此在和人說話時，比起對方的臉，他們往往會更去注意對方的鞋子。但是相較之下，高敏感族還會為了社交禮儀去注意對方的臉。若無法分類資訊，全部都接收的話，孩子當然會因過度刺激而被嚇到，所以泛自閉症者對自己執著的事，不論多細小都能快速地察覺到，但是在必須與人相處的社交生活上，常會把注意力放在不相干的地方。

——《The Highly Sensitive Child》日文版

如這段文章所述般，泛自閉症對具有象徵社交意義的事物，理解力較低，但高敏感兒和高敏感族在這方面就比較沒有問題，因為他們的同理心很強，這也是最關鍵的差異所在。

神經發展障礙症裡的「感覺統合障礙」症狀，是指因視覺、觸覺、聽覺、嗅覺、味覺的五感，以及前庭覺（感受身體活動、平衡、速度的感覺）、本體覺（感受手腳活動、肌肉伸縮、力道加減的感覺）等，七個身體感覺的刺激反應及主動、被動的不同，導致出現沒有感覺或過度感覺、過度追求或過度迴避的調節障礙，需透過感覺統合檢查分辨清楚，再利用感覺運動療法來改善。

因此，高敏感族和高敏感兒對刺激的過度反應較強時，亦即具有容易過度接受刺激、能敏銳察覺細微刺激、深度處理、整體來說情緒反應大等特徵，處理的感覺種類及反應內容都會不同。

無法解釋的過度敏感

高敏感兒心思細膩的特質很容易和泛自閉症的過度敏感混在一起，有時甚至會因此誤診。我有一位患者非常敏感，我常對他說「你是高敏感族而且有解離症狀*」，但他說他之前被診斷為統合失調症。然而他其實心思非常細膩，很容易因此疲憊，無法和一般人一樣去上班工作，但他擁有很強的同理心，也擁有足夠的社交性。

高敏感兒之所以會被認為是泛自閉症、過動症、統合失調症，其中一個原因是他們被發現出現幻覺、注意力不足等解離症狀，以及種種過度敏感的表現。

我在療育中心服務時，學會了用來治療發展障礙的感覺統合療法。如前所述，患者是否有感覺統合障礙，可以透過觀察行動和運動能力來確認五感（視覺、觸覺、聽覺、嗅覺、味覺）以及前庭覺、本體覺等七個感覺，但說穿了，只有五感和身體感覺能用來判斷而已。

醫學負責的部分，就是判斷神經發展障礙症裡的五感與身體感覺統合異常時，會讓患者做出什麼行為。這點雖然很切實際也很重要，但只從科學能驗證的觀點來判斷，恐怕很難理解當事人真正的感覺與痛苦。

實際上，人類的敏感表現，除了有對情緒和疼痛的敏感，也有肉眼看不見，屬於各種五感和身體感覺以外的敏感。只是以往的醫學都不曾正視這個問題，因此看到患者有很強的同理心時，會刻意迴避判斷到底是泛自閉症還是高敏感兒，以免誤診。

就在我對這一點產生疑問時，正好看到艾融博士提出的高敏感族概念，她的

＊解離症狀，係指在嚴重壓力下，記憶、自我意識或認知有狀況。

「除五感外還有其他許多敏感表現」的觀點，讓我深有同感，頻頻點頭認同。

感覺統合療法的觀點，非常有助於理解神經發展障礙症的孩子，但是我們仍需要仔細思考除此之外的其他感覺問題。

高敏感兒的感覺統合並非真的失調，純粹是被過度的感覺刺激給驚嚇到，因此疲憊不堪。對這樣的孩子來說，重要的是幫助他們減少接收的資訊，多為他們製造能安靜獨處的空間與時間。

高敏感是當事人與生俱來的特質，既非疾病也非障礙，因為此特質而培育出來的個性和人格也各有不同，並非能治療或改變的東西，必須認真思考如何與此天生特質好好相處。例如有些人天生結腸就沒被固定在後腹膜上，導致腸子下垂到下腹部。有這樣問題的人並不少見，而且他們很容易便祕，即使吃了瀉藥也不一定有效果，只能多注意飲食生活並勤做腸道運動。由此可見，每個人天生都有某些特質，必須設法與這些特質和平相處。

高敏感兒中有障礙兒，也有非障礙兒

我並不是說泛自閉症（ASD*）的過度敏感，與高敏感兒的敏感完全沒有關係，因為這兩者當中確實有些地方是一樣的。

曾經有一位媽媽帶孩子來醫院求診，說她孩子被診斷為泛自閉症。當時，那位媽媽說「醫師，我明白這孩子有障礙，但過度敏感似乎讓他很痛苦，我該怎麼面對他的敏感才好，請教教我。」她的孩子在五感方面確實有許多敏感的表現，但值得注意的是除了五感外，這孩子還有其他的敏感表現。通常泛

＊ASD，過去被稱為「自閉症」（autism），但現在已加入「spectrum」改名為 autism spectrum disorder。主要是為了呈現自閉症本身的多元性。

自閉症很怕與人交流，外在表現上會比較我行我素，對別人的事都不感興趣，但她的孩子卻很在意身邊周遭的人。

於是我告訴她「妳的孩子是泛自閉症，也是高敏感兒。」因為她孩子的敏感表現，與泛自閉症的過度敏感非常不同。

我在療育中心服務時，曾經針對五百名十五歲以下來求診的神經發展障礙症兒童，就他們是否有超感覺以及發生時期，以問診項目一覽表方式，請同行的父母來幫忙填寫。結果發現有四四％的小孩在幼兒期時，是父母眼裡那種「懂得看人臉色」的小孩，有二二％的小孩讓父母感覺「這孩子似乎能看見我們看不見的東西」，也有約二〇％的小孩「還擁有出生時與嬰兒期的記憶」、「對大自然有強烈的感性」，另外有三至五％的小孩同時擁有前述的多種超感覺。

由此可見，高敏感族並不是疾病，更不是一種障礙。

某些孩子確實擁有不可思議的能力

高敏感族和高敏感兒當中，確實是有些人擁有現代科學無法說明，非常不可思議的感覺及能力。例如有些小孩或大人會說還記得胎兒時期的事，講些所謂「胎內記憶」的事，其中以小學一、二年級的孩子居多。

有些媽媽會因此對醫師表示「這孩子老說這種話」，壓根兒不相信的樣子。但其實孩子並沒有說謊，因為的確有些小孩擁有這部分的感覺與記憶。甚至有孩子在媽媽懷孕但還不清楚胎兒性別時，就可以準確猜中「媽媽肚子裡的寶寶是妹妹」。

就臨床實例來說，第一次讓我深深體驗原來「高敏感是這回事」的人，是個當時就讀高中的孩子。那孩子是眾人公認的「好孩子」、「乖巧又懂事」，但是因為不懂如何將自己的敏感傳達給他人明白，因此逐漸出現各種身體上的症狀，最後甚至無法上學，才被人輾轉介紹來我醫院求診。

那孩子不只五感，連第六感和直覺也很敏銳，而且看得到自己的「前世」，甚至是周遭人的前世，是擁有超感覺的小孩。當我問他「為什麼你會知道這些事？」時，他只是輕描淡寫地回答「我自己也不明白，但我就是知道這些事，或許這就是我天生的特質吧」。他明明是很普通的高中生，卻能看到這些，非常不可思議。

會把這些判定成是因為神經過敏引起的高敏感，有個重要理由，就是非常重視這種評量表項目裡沒有的超感覺。

精神醫學會從症狀來定義各種診斷結果，例如「若有出現這種症狀，那就是○○病」。舉例來說，在診斷是憂鬱症還是統合失調症時，只能從表面的症狀來判斷，進而做出定義。問題是情緒和感覺等深層心理要素一定都有影響，卻不會顯現在表面症狀上，是這些看不見的感覺與情緒在影響當事人的行為。

因此，即使只治療表現在外的精神症狀，也很難改變真正的本質，除非仔細觀察更深層的心理、看不見的心理，否則很難正確掌握人們原有的姿態。而能同時考量這些症狀與言行舉止背後的心理要素，就是一般被稱為「心靈」的部分。

我認為必須同時從潛藏在深層而看不到的心理，以及顯現在外的明顯症狀，這兩方面來診察才有辦法看清本質。

對障礙的看法，全世界都在改變

目前全球使用的國際精神疾病診斷基準，有世界衛生組織（WHO）的國際疾病分類「ICD-10」，以及美國精神醫學會（APA）的精神疾病診斷與統計手冊「DSM-5」兩種。前者於一九九四年改版，後者於二〇一三年改版。

日文版的 DSM-5 在二〇一四年六月出版，只是因為將病名加上「障礙」兩字，給兒童及父母造成很大的衝擊，於是將原本翻譯成「障礙」的「disorder」改譯為「症」，但為避免造成醫療現場混亂，最後決定新舊病名同時併記。

ICD-10 即將再度改版為 ICD-11，屆時也有可能全部都統一標記為「症」，雖然有意見說把「障礙」改為「症」，有可能引發過度診斷及過度治療，但也有一派意見認為，比起具有刻板印象的「障礙」，「症」這一詞反而更有變化性。

日文版的 DSM-4 裡是將「developmental disorder」譯為「發展障礙」，後來才在 DSM-5 加上「neuro」一詞，改譯為「神經發展障礙症」。

二〇〇五年成立發展障礙者支持法時，將「發展障礙」明定為「自閉症、亞斯伯格症、其他廣泛性發展障礙、學習障礙、注意力不足過動障礙、其他類似的腦功能障礙」。而 DSM-5 的「神經發展障礙症」則定義為「泛自閉症、注意力不足過動症、特定學習障礙、運動障礙、溝通障礙及其他」。

小兒科醫師鷲見聰先生也在他的著作《発達障害の謎を解く》（中譯：解開發展障礙之謎，日本評論社），列出下列八項這些疾患的特徵：

①雖然具有一般神經狀態的人常見的特徵與行為，但是都很極端。

②該特徵與行為常導致社交生活產生困難，卻也能成為優點。

③一般神經狀態的人與具有這些疾患的人之間，沒有明確界線，許多人都處在界線邊緣。

④從陷入嚴重狀態到屬於個性的範圍都有，變化過程極多樣。

⑤嚴格來說沒有治癒法，但有機會逐漸適應社會。

⑥引發這些疾患的詳細原因至今不明，但可推測多數屬於多因子遺傳類別。

⑦同時受到遺傳要因與環境要因影響。

⑧該特徵與行為有可能因發展過程而變化，無法斷定為某特定障礙。

以往智能障礙是依ＩＱ值分類，但 DSM-5 不單純只以ＩＱ值判斷，而是綜合觀察學力領域、社交性領域、生活自立能力等，各方面的具體症狀來判斷輕重程度，再標記為智能障礙（智能發展障礙／智能發展疾患）。

以ＩＱ值的分類法來說，統計學上只有二％屬於智能不足，但或許因為目前的幼兒教育有所進步，最近的調查結果顯示，智能障礙減少了〇・八％，但泛自閉症的併發情形卻增加了。

在我剛開始負責診療發展障礙的三十年前，不論是大人還是小孩，都沒有「發展障礙」這個名詞與概念，因此都診斷為「重度障礙導致生活困難的自閉症或智能不足」，以這個名義在治療孩子們。

後來逐漸增加了智能障礙較輕或過往沒有的「過動症」、「學習障礙」、「亞斯伯格症」等兒童診斷案例，而且從二〇〇〇年開始，一些有發展障礙的大人們也開始就醫求診，案例更是愈來愈多。

由於精神疾病的腦科學研究愈來愈發達，加上成人的發展障礙逐漸受到大家認知，才讓發展障礙的定位不再是只有孩童時代才會遭遇困難，而是精神疾病中腦神經科學異常範圍最廣的疾病。DSM-5 甚至不再區分年齡層，直接在精神疾病開頭說明的地方記載為神經發展障礙症。

裡面有一段下列解說內容。

神經發展障礙症是在發育期發生的疾病，尤其是在要進入小學、國中前的發育初期時逐漸顯現，導致個人、社交、學業或職業等方面因為發展缺陷而出現功能障礙。發展缺陷的範圍從控制學習及執行功能等非常特定的障礙，到社會技能與智能等全面性的障礙都有，而且經常併發其他疾病，如泛自閉症者常伴隨出現智能障礙（智能發展疾患）的情形；注意力不足過動症（ADHD）的孩子同時有特定學習障礙的問題等。就某些疾病來說，徵狀不只包含臨床上的不足或遲緩，也包含過度的情形，例如出現泛自閉症的特徵——欠缺社交溝通能力時，若還出現過度的反覆行為、侷限的興趣、同一性行為時，才會被診斷為泛自閉症。

人類的存在超越了大腦與身體，卻也同時受限於大腦及身體，簡單地說，人類不僅擁有心與魂，也擁有腦與身體。每個人都是戴上自己名為心與魂、腦與身體的「眼鏡」，在看這個錯綜複雜，名為「現實」的混沌，所以每個人眼裡的世界各有不同。每個人都是活在自己的世界裡，也活在不同的區域、國家、文化裡。少數人被迫接受多數人的思想與感受，承受極大的同伴壓力，儘管現代人們主張「發展障礙也是一種異文化」，但同伴壓力極強又甚少接觸異文化的亞洲人，或許仍不習慣接受異文化。

心理疾病與健康、一般神經狀態與發展障礙，不像被河道清楚分開的兩岸，而是沒有清楚界線地延伸下去。簡單地說，不論有沒有發展障礙，我們都活在界線不明的灰色地帶，一出現混亂，就會從灰色地帶被推向疾病與障礙領域。

即使被視為正常的一般人，一旦累積疲勞或經濟困頓，或是沒有任何人支援，心靈陷入困頓時，都有可能採取非正常的「極端」行為。看似生活正常的一般人，同樣擁有疾病或障礙的「種子」、「嫩芽」、「傾向」，也會有「輕微」神經狀態的症狀，「有時」還會表現出來。

儘管如此，我們還是不該輕易說自己「了解」疾病或障礙，因為這種東西他人很難了解，唯有明白別人有這樣難以了解的「體驗」，把它當作異文化給予尊重，才有辦法順利相處下去。

第2章／

兒童精神科醫師給你的高敏感兒養育建議

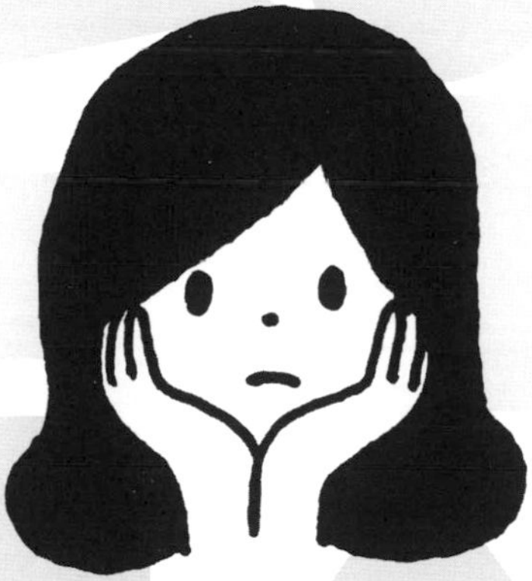

Q1 孩子無法與外界相處怎麼辦？

不一定要當個「一般人」

常常有敏感孩子的父母來問我各式各樣的問題，以下將以我個人實際接觸的案例為主，分享如何加深對高敏感兒的理解。

父母為了孩子煩惱，很大部分的原因是孩子在面對某些事物時，無法「順利地」應對，而此時父母的心情，大概會有下面兩種：

一種是為孩子「無法像一般人一樣做到」感到焦慮。

另一種是對「自己也一樣不擅長應對」感到焦慮。

「無法像一般人一樣做到」時，會在生活中出現各種不方便，但所謂的「像一般人」其實也是很主觀的概念，往往只適用於某個社會。就曾有過一家人帶著神經發展障礙症的孩子到海外生活後，原本在日本生活時很在意的事，就變得完全不在意，所以其實不用要求孩子非得像一般人或是其他人。

另一方面，若發現孩子也跟自己一樣不擅長處理某些事，擔心孩子會像自己一樣吃苦，主要是認為孩子遺傳到自己，鑽牛角尖地認為都是因為自己不會才使孩子也這樣。相反地，或許也有人會認為「我明明就做得來，為什麼這孩子就是不行」，然後拚命地想辦法要讓孩子克服。但這樣的父母心，其實是一種「想支配孩子」的心態作祟，真正重要的是「設法成為一個不支配孩子的父母」。

別忘了高敏感兒占了二〇％的人口，每五個孩子中就有一個孩子是高敏感兒。換句話說，我們可以想成每個孩子有五分之一的機率被上天挑選，擁有這樣的特質，不同於一般人是很正常的事。

艾融博士說過「既然身為與眾不同的孩子的父母，就得有不同於其他父母的覺悟」，所以別拿自己的孩子與其他孩子比較，要有勇氣接受孩子的與眾不同。

Q2 這樣是敏感嗎？還是神經發展障礙症？

持續的過度敏感反應，有可能是泛自閉症

▼我家孩子超討厭水噴到他臉上，每次幫他洗頭都會像發生大騷動一樣。

▼我兒子很怕那種閃爍的燈光和警笛聲，人家不是都說「男生一定喜歡這東西」，但我家這隻就是特別怕消防車、救護車、警車。

▼我小孩很怕吸塵器、吹風機、廁所的烘手機之類，各種馬達發出的聲音，每次都會怕到摀著耳朵蹲下不敢動。

▼我小孩似乎很討厭弄髒手，吃飯時只要手稍微沾到番茄醬或任何醬汁，會立刻大喊「我手髒了，幫我擦」。下雨天看到地上的水窪，也不會像其他小孩一樣跑去踩。他也不愛玩黏土。

雖然無法單純從這些片面資訊來判斷，但是五感的過度敏感反應若持續不退，而且有興趣和關心的對象範圍較狹隘，也不容易轉移目標，甚至出現反覆行為時，應該就是泛自閉症的表徵，而不單純只是敏感特質。

以一般神經狀態的人來說，即使一開始因吃驚而感到害怕或厭惡，也會隨著經驗的累積而逐漸習慣。但是泛自閉症的人卻不一樣，他們不會出現感覺的習慣化，即使我們會納悶「為什麼每次都會被嚇到，還表現得這麼誇張」，但是對當事人來說，每次的體驗都像是第一次遇到。

在神經發展障礙症的孩子裡，確實不少人有過度敏感的問題，但這不表示所有孩子都有這個問題，我就曾對擁有某些發展障礙特質的五百名孩子（男女比為八：二），調查過他們的過度敏感反應。我依據他們受診時所寫的確認項目表內容，分析他們前庭覺、觸覺、聽覺、視覺、嗅覺、味覺、以及超感覺（超記憶、直覺、通靈感應、對大自然的感性、特定對象畏懼症）的敏感度，結果發現泛自閉症孩子的過度敏感比率較高，尤其是觸覺、聽覺、視覺的敏感度更強。

但過度敏感其實也只是發展特質裡的一部分。

思考過度敏感問題時，必須一併考慮其他各種要素，畢竟有些孩子是天生具有這種特質，有些是受家庭影響，其中不少還伴隨著依附障礙、心理創傷、心靈受傷等問題，甚至與神經發展障礙症有關，所以孩子的過度敏感究竟來自哪裡，必須視為精神問題加以多方觀察。

之前，日本一位模特兒栗原類在他的著作《発達障害の僕が輝ける場所をみつけられた理由》（中譯：有發展障礙的我找到地方發光的理由，角川）裡，提到他八歲住在紐約時，被診斷為注意力缺失症（ADD）。像他這樣的泛自閉症者，用自己的話說出自己的痛苦與困難，有助社會大眾更了解他們。他在書中寫到，聽覺敏感也是一種發展特質。

他提到小時候在日本上幼兒園時，最怕聽到的是「孩子們『大喊大叫』般的歌聲」。幼兒園的教育方針是讓孩子們有精神地快樂唱歌，即使音調不準也沒關係，但這種聲音讓他無法承受，因此每到音樂課都讓他「不是摀住耳朵像烏龜般縮在地上，就是因為聽到有如慘叫般的歌聲而逃出教室」，從他的敘述可以清楚得知，每個人都有他害怕的聲音。

他還提到，他走路一定要有固定的路線，否則會很焦慮；對物品的擺放位置也很執著。這種害怕新體驗的特徵，都是泛自閉症的特質，因為他們不擅長面對變化。其他諸如漫不經心、健忘、缺乏情緒表現、臉上毫無表情、不擅長讀取人心等都是常見的特徵。從他的書中可以清楚知道，過度敏感不過是種種症狀裡的一項特徵。

他的主治醫師也在書中提到「以類的情形來說，幸好他在很早的階段就接受診斷，才有辦法及早改善」。

雖然這是神經發展障礙症的案例，但我認為高敏感兒也一樣，等到長大成人後才來治癒受傷的身心，是很辛苦的。唯有及早在孩童時期就掌握孩子的敏感特質，並思考如何面對這樣的孩子，才能幫助他們活得更輕鬆。

Q3

壓力反應常出現在皮膚感覺上

孩子的反應是因為精神影響，那他究竟是為何焦慮呢？

▼我是個媽媽，家裡念小學的孩子是高敏感兒，從小只要衣服的觸感讓他不舒服，他就會鬧彆扭不肯穿，但是上小三後，孩子就不太抱怨了。

▼我自己小時候很討厭洗澡，因為熱水很燙，洗身體的澡巾也刺刺的不舒服，就連洗過的浴巾都是粗粗的，每次洗澡我都好痛苦。

上述都是「皮膚感覺」的敏感表現，而皮膚感覺是個很重要的感覺。

皮膚敏感的人容易有異位性皮膚炎問題，一旦罹患異位性皮膚炎，就會出現搔癢、碰到東西就會痛等更強烈的敏感反應，而不想被人觸碰的感覺，以及不想被人看到的心情，同樣會加深敏感反應。泛自閉症者當中也有人是觸覺比較敏感，常因此反應「淋浴的水會痛」、「電風扇吹出來的風會痛」。

皮膚是區隔自己與他人的界線，等於是一道屏障，因此對人會感到焦慮或恐懼的孩子，以及不擅長處理人際關係的孩子，多數都有觸覺敏感的問題，因為皮膚與神經同樣屬於外胚層組織，所以反應很類似。

櫻美林大學教授山口創先生在他的著作《子供の「脳」は肌にある》（中譯：給孩子一個好個性：從肌膚碰觸開始，奧林）裡，提到下列一段話。

皮膚的界線感覺太弱時，容易過度受他人影響，導致自己不再是自己，因此出現無法表達自己，隨時都在配合他人，持續扮演好孩子的「過度適應」行為。相反地，皮膚的界線感覺過強時，會因為過度隔離自己與他人的關係，出現自閉或旁若無人的行為。

有個被稱為「恐懼癱瘓反射」的原始反射，是胎兒為了求生所需要的重要功能，有些人在出生後仍保有這項功能，所以會出現感覺、對人敏感、維持姿勢能力較弱等發展障礙的情形。身體方面則會因背部僵硬而影響呼吸及視力，最終影響到發展。

胎兒從第五週初期開始就能感受母親的壓力，會採取讓身體變僵硬來保護自己的恐懼癱瘓反射。這種反射不只會因為疼痛等物理刺激而出現，「氣氛」也會是種引發身體僵硬的刺激。當這種反射在出生時未受到整合，出生後依舊保有時，就會影響防禦性觸覺延遲發展成識別性觸覺（積極辨識），導致身體為避開危險而將皮膚功能提升到極限。在這種情況下，由於身體能量都集中到皮膚上，很難再使用到前庭覺和本體覺等內部感覺，導致深層肌肉變弱，最後變成肌張力低下。當前庭覺、本體覺、觸覺（防禦）、內臟感覺等潛意識感覺未受整合（敏感或遲鈍）時，我們會掌握不到控制身體（維持姿勢）與活動身體的方法。「我是誰、我在哪裡」的感覺，也就是「自己就是自己」的感覺也會變弱，無法辨識清楚自己與他人之間的界線。

以我的經驗來說，只要本體覺（肌肉運動感覺）發達，就能減輕觸覺敏感。

支援發展教練灰谷孝先生在他的著作《人間脳を育てる　動きの発達&原始反射の成長》（中譯：培育人類腦　動作發展與原始反射的成長，花風社）裡提到，從恐懼癱瘓反射開始的一連串原始反射，會因為經驗的累積「整合」，但它不會消失，因此每當壓力再度出現時，我們可以利用反射來克服過去。唯有徹底經驗這種原始反射，讓這種原始反射畢業，才有辦法消除敏感或遲鈍的狀態，只留下並整合緊急時的必要反射，就像免疫系統一樣。

仍保有恐懼癱瘓反射的人，會因為感受到恐懼的「氣氛」，出現身體背部肌肉變僵硬的反應，這是在媽媽肚子裡就曾出現過的反應，所以出生後仍會因「氣氛」變化而有敏感反應。這時候若要放鬆肌肉，可以輕柔觸摸、輕拍背部肌肉，或趴著呼吸，因為肌膚相親和玩耍能促進孩子發展，減緩孩子的敏感情形。

Q4 如何消除孩子的過度恐懼？

設法讓孩子知道「原來這沒什麼」

▼幼兒園小朋友都很喜歡的電視節目，我家孩子卻說「好恐怖、快關掉」，晚上睡覺時，也會突然大哭。一個男生卻這麼膽小，我很擔心他以後上小學該怎麼辦。

▼去遊樂園時，一直喊「好可怕」，沒有一項遊樂設施敢玩，結果什麼也沒玩就回家了。因為我知道他連公園裡的遊樂器材都不敢玩，所以心裡很清楚，但孩子的爸是第一次看到，整個人很震驚。

當父母對高敏感兒不是很了解時，往往只會看到孩子膽小、害怕的情緒面，因此認為是孩子的個性造成，但這其實是感覺的問題。當神經產生過敏反應時，最困擾的其實是當事人自己，這一點大家一定要有所理解。

由於高敏感兒會對刺激過度感受，因此很有可能是過去曾經看過或聽過、感受過的可怕經驗，成為記憶留在腦海裡。如今再度閃過，才會出現誇張的反應。

幼兒的夜哭也是一樣，敏感的孩子會在半夜突然大哭，有可能是因為對當時的外在狀況產生反應，也有可能是因為內在的恐懼感又突然來襲。敏感的人當中，有些人還擁有容易產生超感覺的體質，據說會畏懼看不見的東西同時產生反應，這是我調查約五百名孩童的過度敏感資料後得出的結果。

面對會因各種事物而畏懼的孩子時，不能責備他「這有什麼好怕的，真是膽小鬼」，或否定孩子「你這樣怎麼行」，應該表示你非常理解他之所以畏懼的狀況，設法安撫他的心。嚴厲的言詞與大聲責備，只會加深孩子的恐懼，讓孩子更加害怕，一定要輕柔平靜地對孩子說話。

焦慮情緒持續過久，只會帶來更大的焦慮，陷入「過度激動」，讓恐懼也變成一種焦慮。與其事後努力克服焦慮感，不如事前設法預防還比較簡單。此時應教導孩子「其實是因為這樣～」，並告訴孩子「這次沒辦法，那就下次再試吧」，接受孩子的焦慮，同時對孩子說「那一次很開心吧」，幫助孩子回想起好的記憶。只要孩子學會利用這種預防對策來轉換焦慮，自然能將焦慮情緒透過圖畫、顏色、數字、語言、臉部表情等方式表現出來。

前面說明過，保有在母親體內「恐懼癱瘓反射」的孩子，觸覺都會比較敏感，因此會透過皮膚感受到恐懼，深層肌肉也會變弱，導致維持身體姿勢的肌肉張力變差，也會因前庭覺和本體覺不夠成熟而失衡，因此陷入對腳下不穩定狀況非常害怕的「重力不安全感」。

會對遊樂園感到焦慮，有可能是因為這種重力不安全感。畢竟對敏感的孩子來說，遊樂園是個充滿刺激的地方，速度、搖晃、轉圈、為取悅大眾刻意設計的顏色與聲音、遊客的歡呼聲等等，對一般人來說，雖然很快樂、不害怕，但如果將這種刺激強度提高一百倍，結果會如何？應該會震撼到覺得恐懼吧。只要如此思考高敏感兒所面對的狀態，自然能理解他們的問題。

對高敏感兒來說，被帶到刺激過度的遊樂園，還要搭乘各種遊樂設施享受樂趣，根本是不可能的事，所以別太貪心，先選一項孩子比較不害怕的設施體驗看看就好。然後再告訴孩子原來這東西就是這樣，一點也不可怕。當然也可以先由爸媽或其他兄弟搭乘，讓孩子親眼確認實際搭乘的結果很安全。等孩子想嘗試時，再一起搭就好。

通常會懼怕遊樂園的孩子，大概都有重力不安全感的問題，才會對速度、搖晃、轉圈產生強烈抗拒，所以爸爸媽媽若能陪孩子一起玩，就能給孩子安全感。「一點也不可怕，而且還很好玩」，若能讓孩子留下這樣的好印象，那就大成功了，就算當天只玩了這一項就回家也沒關係。

當孩子不再有害怕的感覺，開始轉為「並不可怕」的安心感，甚至出現「原來這也沒什麼」、「我已經克服」的自信心、更感到開心時，自然會出現「還想再去」、「下次我要玩別的」，慢慢改變自己的想法。

Q5 悲傷與驚嚇感，好像特別難消除？

▼讓孩子盡情發洩負面情緒

敏感的孩子面對突來的「喪失」，例如親密的親人去世時、飼養的寵物死去時、甚至是在學校被同學霸凌，嘗到悲傷的感覺時，常常會以為都是自己害的，也會反覆地想早知道就如何如何，持續懊惱下去。若是一般的孩子，通常會當場表達出情緒，過幾天就沒事了；但敏感的孩子當場只會愣住沒有情緒表現，導致神經出現休克反應（僵住）並且持續下去，陷入深深的沮喪情緒中。

當孩子陷入這種沮喪、自責的狀態時，千萬別對孩子發出指示、命令、責備或說教，否則對他們來說就像是拿刀刺進心臟一樣。應該對這些孩子的心境表示認同，百分百接受他們的心情，才有助於孩子開啟封閉的心，將壓抑的憤怒、悲傷、後悔情緒表達出來。讓孩子放心、有安全感，比什麼都重要。

通常人們遇到害怕或震驚的事時，會表現的反應不是努力對抗，就是逃避，再不然就是僵硬不動，有時還會假笑應付。若孩子遭遇霸凌時，反應是「你想怎樣」而起身抵抗就沒問題；哭著跑掉，大概也不會留下心理創傷；但若是毫無反應只是呆愣著，甚至是微笑應付，就很容易留下心理創傷。

當這些孩子來找我商量這類事時，我都會告訴他們「等心情平靜後再說，不必勉強去上學喔」，因為這種問題並不是把事情推到「內心不夠堅強」就能解決。

若用這種態度面對高敏感兒，只會讓他們過度反應，不是封閉自己的情緒與感覺，就是乾脆說謊隱瞞。一旦變成習慣，就會造成慢性的神經興奮狀態，讓他們愈想壓抑自己，將負面情緒全藏在心裡，最終就在某個時刻潰堤爆發。為了避免發生這種情形，絕對不能讓他們累積過度的負面情緒。

Q6 如何面對被稱讚也沒有開心反應的小孩？

稱讚也會造成心理負擔，只要肯定孩子的存在就好

▼我的女兒是高敏感兒，就算稱讚她「妳做得很好」、「妳好棒」，她也沒有開心的樣子。因為她很會看人的臉色，我總覺得自己被她看透透，除了稱讚，我該怎麼做？

艾融博士將這種資質視為「看穿本質」，因為敏感的孩子能掌握他人話語中的意思，直接看穿對方說的話是不是真心，這是高敏感兒常見的特質。

只從上述的話裡，很難看出孩子的心情究竟如何，但是在心思細膩的高敏感兒中，確實有些孩子被人稱讚時反而會覺得壓力很大。因為他們得到的訊息是「不這麼做不行」。例如被稱讚「好孩子」時，會以為「為了當『好孩子』，我得

隨時有好表現才行」，被稱讚「你好棒」時，會以為「一定得做到被說『你好棒』，不然爸媽會不開心」。其實不管是「好貼心」、「好聰明」、「做得很棒」都一樣，高敏感兒的這種傾向特別明顯，他們會去觀察對方期待什麼，更會為了符合對方的期待而努力。

在這種情況下，孩子被稱讚當然不會開心，反而只會因為責任感和壓力而更緊繃。若是一般孩子，或許不必太煩惱，但是因為高敏感兒擁有較強的同理心，容易受他人的心情影響，所以會勉強自己去配合別人。更何況每個孩子都想被父母喜歡、疼愛，所以更會觀察父母的心情。

遇到這種情形時，只要我向父母說「您的小孩好像有過度的責任感，認為自己得這麼做才行」，爸媽都會回答我「我從來沒這樣要求過他啊」，顯示父母們都在不自覺的狀況下施予壓力給孩子。這種案例有時也會發展成「柔性虐待」。

除了稱讚外，該怎麼面對孩子才好？

其實真正重要的是肯定孩子的存在，完全接受並認同這樣的孩子。「這樣就行了，不論有沒有做到，媽媽永遠都愛你喔。」只要把這種心情傳達給孩子明白就行了。要達到這個目的，親密接觸比語言還有效，尤其是擁抱和觸摸身體。語言當然也重要，只是溫柔又舒服的身體碰觸，更能有效且強烈地傳達情感。

「理解」與「傳達」可透過思考、情緒、感覺等三個手段表達。思考是用頭腦理解，也就是透過語言來傳達；情緒是用心理解，也就是透過心情傳達；至於感覺則是用身體理解，也就是透過皮膚傳達。與其用頭腦理解，不如用心情理解會更有感觸，而透過感覺理解又能更深層的體會。所以想讓對方理解時，最快、最有效的方式就是身體（肌膚）接觸。

擁抱會碰觸對方的胸口和皮膚，光是這樣就能傳達情感，想進一步和對方心靈相通，擁抱是最快的方式。尤其是擁抱時伸手輕撫對方的背部，或雙手用力緊抱對方，都會很有效果。緊緊擁抱是肯定對方存在的終極手段。

心理療法裡就有一種「擁抱療法」。

由於來我醫院求診的患者以女性居多，若我隨意使用擁抱療法，會被誤解成性騷擾，所以我平常不太會使用這個療法。但如果發現無論用什麼方式治療都不見效，已經無計可施時，我就會直接問「我可以擁抱你嗎」，在徵求同意後擁抱對方。「這裡是個你可以放心的地方」、「我很重視你」，以這樣的心情擁抱對方時，會發現對方原本僵硬的身體逐漸放鬆。這個擁抱療法，若能由最親近的人進行，會是最有效的。

Q7 孩子總是為了別人的失敗而哭泣

這是個善良特質，但是得注意人際界線

▼我在罵哥哥時，弟弟只是在旁邊聽到就哭了，被罵的哥哥反而一副沒事的樣子，弟弟為什麼會這樣啊？

▼我家孩子現在小一，班上同學因為忘記帶東西被老師罵，結果這孩子就擔心自己會不會也因為忘記帶東西被罵，成天一直碎碎念。細心準備固然是好事，但明明沒有的事，也在擔心。他這樣子，我都會懷疑「是不是神經質到有點病態了？」

情緒反應激烈、同理心很強，都是高敏感族典型的表現。泛自閉症者也會有這種表現，儘管他們平常看似不在乎別人的事，做事都我行我素，不會在意周遭

的人，但有時仍會出現這種過度的同理反應。

前面兩個案例都是孩子不只感受到哥哥被罵的心情、同學被老師罵的心情，還因同理心太強，讓自己也跟著難過、不安。他們不僅站在對方立場，還把對方的情緒轉移到自己身上。

把自己放在對方的位置，感受對方的感覺而產生共鳴，叫做「同理心」，例如有同樣經驗時常說的「這個我知道、我也做過這個、我也去過那裡」等，都會讓對話更熱絡。同理心可以比喻為前面提過的「音叉」，敏感的孩子就像體內擁有特別的音叉，容易對各式各樣人事物，產生很深的共鳴。

另一方面，即使不曾有過和對方相同的經驗、相同的心情，有些狀況仍會讓對方踏入自己內心。人與人之間都存在可以隔開彼此的「界線」，並透過自我來辨別，以保護自己。偏偏有些人的界線很模糊，因為自我沒有發展完成，無法在和自己無關的事物上畫清界線，造成自己與他人之間的界線劃分不清。這種時候即使沒有出現同理心，也會因為界線模糊的關係，讓對方的思考、情緒、行為侵入自己的領域裡。

這種情形不同於同理心，稱為「過度同調性」，這個問題會比較大。同理心強的高敏感孩子會讀取他人的心情，並努力去配合他人。但是在成長過程中，一旦因為充滿壓力的環境造成心理受傷、心靈受傷，導致自我無法順利發展時，過度同調性就會愈來愈強。

後面第3章介紹的案例中，就有人最後出現自己不再是自己的「解離」症狀，而界線模糊就是引發解離症狀的一大原因。解離是自己以外的事物侵入自己內部，進而取代自己的現象。我認為這種現象並非高敏感的特質所導致，而是在人際關係處理上出現問題的環境裡，對自我意識產生認知扭曲，過度壓抑自己之下而引發。

一般人會隨著成長逐漸劃清自己與他人之間的多種界線，例如心理界線、物理界線、社會界線、經濟界線等等。所以在各種不同的場合裡，可以區分清楚這是自己的問題或是別人的問題，並且依照社會規則採取行動。但是，當這條界線模糊不清時，即使是大人，也會出現依附或被依附的行為。有些被虐待或是受到家暴的人會說「都是我自己不好」、「他需要我」，就是因為心理界線出現問題。

沒有「這是別人的錢」這種經濟界線的人，會不斷地向另一半索取金錢，甚至會去動用他人或公司的錢。如果「這是我自己生活需要的重要資金」的意識薄弱，就會因為「只有我能救他」而不斷把錢拿給對方。

但擁有正確同理心的人，不會有這種問題，因為他們早就透過自我學會重視自己。

Q8 孩子被霸凌怎麼辦？

高敏感兒的鏡像神經元很活躍，可以用模仿來改變

「鏡像神經元」被視為是二十世紀最重要的腦科學發現，而根據研究顯示，高敏感族的鏡像神經元比起非高敏感族來得更加活躍。

心思細膩又容易受傷的孩子，往往看起來像膽小鬼、愛哭鬼，而且不敢說「不」，所以在學校常常有遭到霸凌的例子。我認識的一名國中學生也是這樣，儘管身材壯碩，動作卻有些遲鈍，雖然沒有腦力、智商上的問題，但是因為很安靜，總是被人欺負，每天都過得很痛苦不開心，後來乾脆就不上學，最後才來找我看診。

欺負他的人主要都是班上的同學，但後來才知道真正起頭的居然是他的班導

師，因為老師曾經用言語羞辱他，所以班上同學才跟著起鬨。後來出現了救星——一位聰明又活潑的同學，主動出來抗議，維護這個被大家霸凌的他，結果班導師慢慢地不再口出惡言，霸凌他的同學們也安靜下來。

之後這個孩子又開始去上學，而且變化最大的是他能清楚表達自己的意思，變得很堅強。不僅態度和行為改變了，就連服裝和髮型也不一樣。

雖然我不曾見過幫助他的那位同學，但很顯然他是在模仿他的救星。其實鏡像神經元運作活躍的高敏感兒，最擅長從模仿中學習，這個案例正好是身邊出現值得模仿的範本，才大大地改變了他。

周遭的大人應該協助孩子尋找這樣的範本，甚至自己也可以當孩子的範本。我想成為像爸爸一樣的人、我想成為像媽媽一樣的人、我想成為像老師一樣的人，對無助的孩子來說，這種存在能成為一股力量。

Q9 孩子無法順利表達該怎麼辦？

要仔細觀察孩子的變化

▼我兒子是個敏感兒，今年五歲，有話想說卻說不出來，只會表情扭曲地嗯嗯嗯。跟他說「你這樣嗯嗯嗯，媽媽聽不懂，你要講出來。」他就會更不開心。雖然他平常不愛說話，但還是能溝通，他這樣是在撒嬌嗎？有時我都很擔心，如果什麼事都幫他做好，是不是反而不好？

無法順利表達、說不出話有幾種狀況。例如腦子裡出現太多畫面，不知道該怎麼說，或是因為驚慌讓大腦過度運作，反而導致功能低下。甚至是因為完全沒有任何情緒或想像，才造成說不出話來。當然也有可能是因為害怕，才欲言又止不敢說。

另一種情形是資訊處理過慢，這是泛自閉症者常見的症狀，被問話時不會立刻回答，要過一段時間，等他理解剛剛的話才回答得出來。

以這個孩子的情形來說，平常仍會正常地回答，所以或許是「雖然很想講出來，但是因為害怕所以不敢說」，尤其有些敏感的孩子，只要感覺到媽媽好像很煩躁，要生氣的樣子，舌頭和表情就會變僵硬，完全說不出話來。

請務必仔細觀察孩子平常正常說話的模樣，和說不出話來時有什麼不同。如果看到孩子卡住講不出話，也不要急著催他。媽媽自己也要冷靜，千萬別露出皺眉頭等不悅的表情，請試著面帶微笑對孩子說「你可不可用媽媽聽得懂的方式慢慢說呢？」

如果這麼做仍沒有效，再來思考其他的可能性。

Q10 該怎麼讓高敏感兒鍛鍊身體？

鍛鍊身體、調整心靈、增加自我肯定——這才是一石三鳥之計

▼孩子目前念小學，但是一點運動細胞也沒有，身體搖搖晃晃，走路姿勢也很怪，在學校好像也常被笑，每天都不開心。我想讓他多活動身體、增加自信，該讓他學什麼？

前面說過過度敏感的人，很可能是還保有胎兒期的恐懼癱瘓反射。身體會因周遭氣氛變僵硬，肌肉變弱，並且欠缺注意力。而且使用身體時會「太用力」而浪費體力，容易疲勞。這樣的孩子若能讓他做些帶有節奏的簡單運動，反覆地放鬆、緊繃肌肉，就能有效提高身體感覺。

缺乏運動細胞的孩子，自然不愛活動身體的遊戲方式，常常自己一個人玩，

無形中會比較常去畫畫、玩扮家家酒等遊戲。在團體活動裡，也會因為身體不靈巧及緩慢動作被大家注意，變成沒有自信的小孩。但是不擅長協調運動的孩子，通常比較擅長單純的跑步、滑動等固定方式的重複性運動。因此，比起需要靈巧心思又複雜的團體競技，不如讓孩子去學田徑、單車、跳繩、滑雪、滑冰、跳馬、跳箱、單槓、墊上運動等個人競技。空手道、柔道、合氣道和跆拳道等武術也很適合。

活動身體可以鍛鍊身體，同時調整心靈，就這一點來說，合氣道和空手道等武術，或許最適合具有敏感特質的人。因為這兩者，都是以配合對方之氣為重的運動，而敏感的人多數都很擅長觀察對方的氣。透過武術調整身心的人，幾乎都很有自信，即使是運動神經比較遲鈍的孩子，也一定能培育出自我肯定感。

不過話說回來，最重要的仍是孩子自己的意願。若他也願意，絕對適合此類運動。

Q11 課業上遭受挫折該怎麼辦？

與其克服不擅長的事，不如發展擅長的事

ＩＱ高卻不喜歡念書的孩子中，有些人是因為有學習障礙（ＬＤ）的問題。學習障礙是指雖然智能發展沒有問題，但是在聽人說話、閱讀文字、計算、推理邏輯等能力，有學習與使用困難的狀態。

原因是大腦處理視覺與聽覺等資訊的功能較差，無法順利地將聽與說、讀與寫、書寫與計算結合一起，因此會單獨或同時出現有困難的狀態。無法順利依序記憶、處理、組織，屬於「順序處理」較弱的孩子；無法順利一次處理，屬於「同步處理」較弱的孩子。

但順序處理較弱的孩子，往往很擅長同步處理。就大腦的運作方式來說，他

們屬於右腦活躍的人，能在看到東西時瞬間回答，也很有想像力與幻想力，擅長直覺式的靈感。

由於課業上的流程大多以順序處理居多，所以有必要幫助不擅長順序處理的孩子去活用原本就擅長的同步處理能力，例如先幫孩子設定好順序及目標，讓他們比較好抓住整體概念，明白「現在在做的是○○部分」，如此可以有效減少孩子的混亂與抗拒。

高敏感兒的想像力、情緒、感覺都很豐富，所以記憶力很強。原因來自他們對經驗的記憶很鮮明，但課業上的讀書需要的是用左腦的順序來進行文字、數字、記號的處理作業，右腦活躍的孩子基本上並不擅長這些事，因為記憶的性質不同。其實不只是讀書課業，只要明白孩子擅長哪些事、不擅長哪些事，就別急著要孩子克服不擅長的事，不如幫助孩子繼續發展擅長的事更好。

天生能力本來就有凹凸之分，若放任不管，自然會避開不擅長的部分，繼續發展擅長的部分，所以在發展初期，幫助孩子克服不擅長是必要的。但是若擅長不擅長的表現已經很清楚，孩子也開始出現排斥、反抗的態度時，與其費力去克服不擅長，不如幫助他們繼續發展擅長的事。

Q12 孩子該學習哪種才藝？

一切以尊重自主性為主

「敏感的孩子適合學習哪種才藝、加入哪種社團？」我常被問到這個問題。

若是孩子自己說「想試試這個」，就讓孩子去試；但若只是為了「讓孩子克服障礙」、「想提高成績」、「希望孩子未來能和父母走同一條路」，以父母的思考為出發點的話，我個人就完全不贊成。

敏感的孩子光是在日常生活裡，就已經被種種刺激壓到快喘不過氣，很容易身心疲憊，所以實在不該再讓孩子承受更多刺激，不如讓孩子多一點獨處的時間，確保有足夠的時間休養身心。但若是孩子自己主動說想嘗試，那就尊重孩子的意思。

我認識的一個孩子就曾主動表示「想學鋼琴」，但是他有聽覺敏感的問題，所以媽媽直覺反應「你沒辦法學音樂吧」。沒想到他真的開始學鋼琴後，因為聽力很敏銳，所以進步速度驚人。由此可見，即使是有聽覺敏感的問題，只要是自己主動而非被迫嘗試，就能樂在其中。有些孩子明明很怕運動，但透過反覆練習簡單的運動來鍛鍊身體後，逐漸培養出自信。所以別因孩子的能力受限就放棄，應該盡量讓孩子嘗試自己想做的事。

我所診察的敏感孩子當中，有很多孩子都在玩管樂器，這或許和他們本來就容易被優美音色、和音給吸引以及聽力敏銳，所以進步神速有關。不過樂團的練習時間都很長，還得兼顧學校課業，加上又是團體活動，難免會遇到各種人際問題，有些孩子因此疲憊不堪。

但不論是孩子最愛看的課外讀物還是畫畫、創作遊戲、勞作、上網、唱歌、玩樂器、和寵物玩耍，只要有一項能讓孩子熱衷，似乎就能有助孩子維持穩定的心情。

Q13 就是無法疼愛過於敏感的孩子

爸媽不要自責

▼看到孩子過度敏感的行為，就忍不住想罵。我不是不能理解，因為我自己小時候也是個敏感兒，但我就是無法耐著性子面對他。很希望小孩早點去上學，這樣我就能喘口氣。

一般來說，只要父母自己不是高敏感，通常都會以為孩子的行為是故意的，也會忍不住催促孩子，講話語氣甚至會變嚴厲，無法和孩子一起同樂，常常只覺得煩躁。但是，若父母自己也是高敏感族，就能理解這種感覺，也能順利回答孩子的提問，甚至懂得如何一起玩。只是在另一方面，也會出現將自己的期望強加在孩子身上，或忍不住插手變成過度保護，或因對孩子過度共鳴而失去冷靜、對外人際關係較弱等常見的育兒困擾。

自己也曾是個敏感兒，卻無法接受孩子的行為，其中原因恐怕來自媽媽小時候的痛苦經驗，因此在面對孩子時，和以往的自己過度連結。

過度敏感的人在看到父母的臉色後，往往有話也不敢說，許多人都是在這種受他人影響的狀況下長大，因此責任感和自責感較強。因為沒有自信，為了避免失敗、避免被他人批評，所以過得戰戰兢兢，再加上一心把家事和育兒做到完美視為目標，才會疲憊不堪。

面對這樣的人，我都會說「要照顧敏感的孩子真的辛苦啊」，設法讓他們放下重擔，因為他們需要一個能讓心靈逃避與休息的地方。

所謂「育兒就是在育己」，照顧孩子有重新檢視自己成長過程的意義。只要能接受自己的敏感與脆弱，自然有辦法接受孩子。雖然無法回到過去，讓人生重來，但不妨把這當作一個機會，透過照顧孩子來誠實面對過往的心靈傷痕與痛楚，進而承認、原諒、接受當時無法表達自我主張的自己。

Q14 真的有困擾時，該找誰商量？

▼重點是尋找能商量的對象，而不是做出診斷

無法應付孩子的敏感問題時，該找誰商量才好？

通常，我們要說孩子個性「靦腆」、「內向」、「容易害怕」、「畏縮不前」、「消極」、「膽小」前，理論上會先觀察一段時間。若有發展障礙的特徵，就會思考是否為發展障礙，若是天生神經比較過敏而造成的敏感，一般來說比較不會想到是這個原因。

但若孩子的這種個性表現過於強烈，可以透過就近的諮詢單位轉介到兒童專門機構或醫院。在知道高敏感的概念之前，我也一直以為這樣的孩子屬於Zero To Three於二〇〇〇年在日本出版的《精神保健と発達障害の診断基準0歳から

3歳まで》（中譯：精神保健與發展障礙的診斷基準　從零到三歲，MINERVA書房）裡，美國非營利組織所提案的「調節障礙」。其中有一項分類是敏感反應（膽小又謹慎），內容提到「有過度謹慎、壓抑、畏懼的情形，嬰幼兒初期的探索行為與自我主張也較弱，且不喜歡日常出現變化，也害怕新奇的場面，明顯有依附的傾向」。

裡面還提到具有特徵的感覺運動種類和養育方式種類，我也都列為參考。這個診斷基準因為加入了神經發展的觀點，不同於使用已久的發展障礙診斷基準，對理解孩子在人際關係及與人溝通上有問題的敏感要素很有幫助。但若孩子沒有發展障礙的特徵時，又該如何解釋？

由於目前幾乎沒有專家與醫師，會從調節障礙或高敏感等神經發展觀點來思考孩子的敏感情形，才會站在醫學慣用的發展障礙及精神障礙的立場來診斷。

心理創傷反應對人們的神經發展及自然治癒力的影響，已經逐漸明朗，若考量在媽媽肚子裡的胎兒期也對發展有莫大影響，顯然有必要綜合遺傳因素、胎兒期開始的環境因素、認知發展過程等因素，來分析考量孩子的敏感情形。

在束手無策的媽媽當中，有些人就是只想快快確定診斷名。因為與其連孩子到底是怎麼回事都不知道，不如有個清楚的病名，心情上才有辦法接受，但發展上的種種問題，很難給予一個簡單的診斷名。或許有人會以為只要做過檢查，就可以馬上確診，但其實檢查只能得知孩子有哪些特質，即使能得到診斷名，也不見得絕對正確。

困惑的媽媽們真正需要的，是尋找一個可以商量的對象。若能有個地方可以和有相同煩惱的人交換資訊，就能說出自己的困擾，也能從中得知「原來大家都一樣，不是只有我們家」、「只要這麼做就行了」。千萬別因為認定這是自己孩子的事，就獨自一人煩惱，這是最不好的做法。

第3章／因為高敏感而痛苦的孩子們

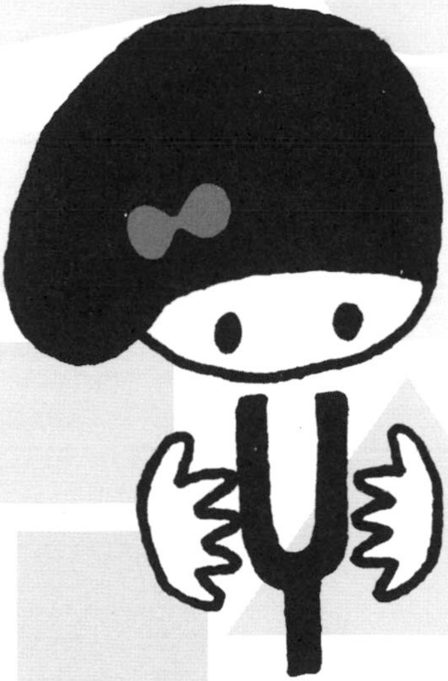

同理心太強的孩子，其實很危險！

過度敏感的人，很容易因為一點芝麻小事就倍感壓力，最後導致身心失衡。本章將介紹孩子們因敏感而出現嚴重症狀的案例。

這個孩子從小學起，就常擔任班長和社團幹部等職務，小六時還擔任學生會副會長，成績始終名列前茅，是個很優秀的孩子。雖然他從小五開始有過度換氣的問題，但都不嚴重。後來上了國中，除了過度換氣外，還出現頭痛和憂鬱的症狀，第一次去看醫師時，被診斷為廣泛性發展障礙。

我是在他上國二後開始為他診察，發現他確實在智能方面有言語上的偏差問題，但又不像有發展障礙。由於他是個模範生，很受大家信任，所以無法拒絕他人，什麼事都會接受，團體裡只要有事他也不會袖手旁觀，一旦大家出現對立爭吵，他也會出面協調，所以我懷疑他會不會是因此造成心理負擔。

他在一個溫暖的家庭裡長大，但父母都是高敏感族，所以我判斷他也是個高敏感兒，才會無法拒絕他人，凡事都接受，因此造成壓力過剩。

和他深談後，更進一步得知他出現了解離症狀，完全想不起來先前老師在學校裡對他說過的話，看著以前自己寫的筆記，也不記得曾寫過，明顯有嚴重的心理症狀。

高一時，他的成績是全學年第一名，但是升上高二後，他開始出現易怒、疲倦、神經過敏、漫不經心、聽到別人說話都以為在說他的壞話、身體很難活動等症狀。儘管如此，他仍然努力參與社團和學生會等各種活動，可惜愈努力身體就愈差。我相信他的青春期一定過得很痛苦。

高中畢業後，他進入離家裡很遠的學校就讀，結果原有的種種身體症狀完全消失，活力充沛到令人無法相信。他又重新投入課業和社團活動，簡直讓人懷疑「青春期的那些症狀是怎麼回事？」

我認為他其實一直都在扮演「好孩子」，但到了陌生的土地、進入陌生的團體後，不再需要扮演好孩子，才讓他有辦法拋掉一切重獲自由，心靈也因此得到解放。

有解離症狀的孩子，人際關係似乎從幼兒期開始就有一定的傾向。因為這樣的孩子會努力想達到對方描繪的感覺及期望，會去讀取對方的表情和狀況，避免惹對方不開心，才會被父母稱讚為「好孩子」。他們很少會追究對方的責任，也很少攻擊對方，當然也很少為自己說話，只會在意對方對自己的期望和情緒。這種傾向不只在面對對方時會出現，也會在必要的場合裡出現，所以他們很機靈，一旦察覺現場的氣氛很緊張，就會犧牲自己來配合他人。

高敏感族和高敏感孩子不只是敏感，區分自己與他人的界線也很模糊，所以容易累積負面情緒，而且他們都會先站在對方的立場替對方著想，把自己的事往後放，最後反而讓自己受傷。

過度認真的孩子，很危險！

心思細膩的敏感小孩，很容易負面思考，也容易自責，加上多數是完美主義者，總認為「不這麼做不行」，所以經常會認真過頭將自己逼到絕境。

在此介紹我曾經接觸過的案例。

這個孩子從國一開始就有頭痛、胸痛、無力、倦怠、疲勞感等症狀，因為一直在忍耐，所以除了身體出現各種症狀外，連心理也出了狀況。上高中後，他終於因為嚴重眩暈無法行走，為他看診的醫院因此向我求助「有個這樣的孩子，您能幫忙診察嗎」，於是將他轉診到我的醫院來。

關於眩暈，他自己描述「就像有一艘大船在暴風雨裡漂浮，船上還有雲霄飛車。我就像在搖晃的船上搭乘雲霄飛車一樣，不斷地繞圈」，調查之下發現他的眩暈屬於神經學上的異常。

當時他的症狀有頭痛、胸痛、幻視、腹痛、無力感、疲勞、焦慮，甚至有部分身體出現麻痺、疼痛的情形，差到無法上學，最後繭居在家裡。

年幼時的他尤其纖細敏感，似乎什麼事都能看穿，但因為不懂得用語言說出來，讓他深受困擾。他不僅能感應自己和他人的前世，也能感應命運，所以他曾因某次的持續胸痛去接受前世療法，得知原因後，疼痛竟自然消失。他甚至對電磁波和化學物質也很敏感，曾因此事前感應到某次的大地震。

他的睡眠很淺，也常常睡不著，後來介紹他去專門治療睡眠問題的醫院求診，測量腦波後發現，他的睡眠只能維持在淺層睡眠，中間還頻繁出現瞬間覺醒。由於藥物對他來說都效果太強，所以也無法讓他嘗試用藥。

後來真正解救他的是家中寵物，因為他負責照顧小狗，得帶小狗散步，是狗狗療癒他的心靈，讓他擺脫繭居狀態，開始慢慢走向戶外。

沒有自我的孩子，很危險！

同調性過強，會將原本不屬於自己的特質強加在自己身上，甚至是重新創造，很多孩子對這種虛假的自己感到痛苦。

有一名女孩在向我求診之前，在別的精神科被診斷為輕度的廣泛性發展障礙。但我對她的診斷是廣泛性發展障礙非特定型、注意力缺失症／學習障礙傾向、憂鬱與社交焦慮、高敏感族、成人兒童。

她在小學和國中時成績優異，日常生活的評分也很好，除了注意力和記憶力稍差一點之外，言語和動作上的智能評分也很高。對她進行一個月的心理治療後，我發現了許多事。她從幼兒期開始就和其他小孩的興趣不同，很怕和其他小朋友一起玩，總是獨自一個人。就學後，她也很怕和同學聊天，隨時都感到疲憊，常陷入無氣力狀態，而且很難理解耳朵聽到的事，所以也無法專心上課，只能死背課本。

上國中後，她開始叛逆、反抗母親。後來雖然考上大學，但課業和交友仍讓她吃盡苦頭。之後雖然也就業了，但只要公司的指示不夠明確，她就不知道該怎麼做，也無法隨機應變，因此無法順利建立人際關係，精神上被逼到絕境。於是她懷疑自己是否有發展障礙問題，所以到精神科求診。（以下內容是徵得她本人同意後，直接引用她的手記，但為保護個人情資，細節部分稍加更改。）

▼我從小就無法融入周遭的世界，總覺得沒有自己可以待的地方，也沒有辦法和家人、朋友建立親密的關係。

▼我對自己生活的世界和別人都沒興趣，只能接收媽媽給我的價值觀，然後用這價值觀來面對世界。但後來我突然發現，這不是我的價值觀，以往我所認定的想法，都是媽媽給我的。若將這些全都丟掉，我就會沒有自我。

▼不消除自我來配合周遭環境，我就無法與人溝通。我甚至不知道為了生存，我應該把真正的自己擺在哪裡，好像也沒地方可以擺。

這是非常具象徵性的症狀。

▼我很容易受別人的情緒影響，常常因此感受到他人的情緒。待在人多的地方時，大家的各種情緒好像會往我這邊衝過來，讓我不只疲憊、心情也很沮喪。講得具體一點，待在情緒表達很明顯的人身邊，我的疲憊感就會倍增，只要別人有一丁點憤怒或悲傷時，我就會因為這些不必要的情緒共振大受影響，結果我反而比對方還沮喪。

這是很典型的敏感特質。

▼即使對方只是稍微地抒發情緒，即使我根本不知道對方產生情緒的來龍去脈，即使我幾乎不了解對方，或他只是正好擦身而過的人，我的沮喪心情也會持續一整天。就像在不知不覺中感染到對方的情緒一樣。所以我從小就會逃避現實，但是這些想法會自動浮現在我腦海裡，我根本無法控制。

她無法像一般人一樣與人隨意閒聊，只能從過去的經驗尋找「這時候應該這麼說」，再根據學來的經驗回應對方。

▼要對對方的話題產生興趣，再回應對方的閒聊方式，對我來說太困難。就連打招呼時的簡單對話，我都不行，所以我根本無法與人建立人際關係。

在這種情況下要與人溝通，當然會過度耗費精神，難怪會非常疲憊。

▼這種情形就像要一般人把平常會主動完成的事，全改成手動一樣，需要高度的專注力和能量。只是稍微的閒聊，都會讓我累得想躺下，有時甚至得躺上一整天。

她在治療後將這本筆記給我，不僅讓我嚇了一大跳，也讓我決定應該徵詢本人同意，分享給大家，並且應用在我日常的診療裡。基本上，不論年齡、性別、有無發展障礙，真的有很多人對她的經驗感到共鳴。讓我深深明白，確實有很多人就像這個案例一樣，因為發展障礙、高敏感、解離症狀、依附障礙等重重而深受困擾。

找回自己的反轉過程

在對她進行兩個月的住院治療過程中，我特別集中火力，使用了認知行為療法和眼動減敏與歷程更新療法（EMDR）、催眠術療法（催眠治療）、個別心理諮詢、親子面談等方式治療。

儘管我做了許多次親子心理諮詢，但她的媽媽都只說「我從來沒有強迫她，反而都是順著她，她想做什麼就讓她做什麼」、「再說這孩子也不是什麼都聽父母的，她其實是個頑固的小孩」，母親不僅不認為自己在某些地方支配了孩子，也無法站在孩子的立場思考與感覺。

透過心理治療，女孩逐漸說出自己在學校和家裡的感受。其中又以母親無法理解她這件事，最讓她傷心，因此遲遲無法療癒她五歲的內在小孩心靈。同時，她對母親還有強烈的憤怒、默從及恐懼，更因為過去的依附及心理掙扎而持續痛苦，明顯是不穩定型依附障礙。由於母親直到最後都沒能站在她的立場思考，所以她決定不再期待母親、不再回顧過去的母親，才終於抑制對母親的憤怒。

後來過了一段時間，她出現強烈的妄想，認為自己罹患某種感染症，於是再度住院。

在發展障礙與高敏感當中，不少人都有成人兒童（AC）的情形。「成人兒童」是指成長過程中沒能得到父母充分支持的人，導致自我評價過低。這樣的人也容易受周遭評價影響，容易陷入極端不安，還會持續渴望父母的疼愛，對被遺棄感到焦慮。與養育自己的父母之間的親情羈絆，不只會影響一個人的人際關係，更會大大影響往後的人生。

後來，她終於擺脫妄想的問題，但並不是因為我的治療成功，而是她看到某本書後突然領悟，彷彿瞬間趕走附在她身上的惡靈，之後就擺脫問題了。

我將這種重回人生的情形稱為「反轉」。

許多人都是如此跌到最深的谷底後，才重新反轉、恢復元氣。這個過程就像酒精中毒的病患在治療過程中的「跌落谷底體驗」，唯有跌到谷底，徹底毀掉過去的自己，才有辦法重生。「反轉」這個詞其實被很多人用過，儘管方法各有不同，但反過來說，代表它具有完全不同的性質。

「摧毀後才能重生」，對承受痛苦經驗的人來說，這句話充滿希望。因為與其在痛苦之餘勉強自己認為「一定要這麼做才行」，不如接受並放掉一切，才更能重獲新生。

我看過許多經過反轉過程重生的人，他們的共通點就是明白「沒後路了」，切斷與周遭的關係，彷彿只有死路一條般，跳下懸崖，等真正跌到谷底後，就能反過來採取行動，才會竄出一股「得活下去」的想法，然後真正地轉念。

考量到孩子在成長過程中與父母之間的依附關係，以及依附關係形成時的不穩定狀況，在為孩子治療時，也得治療父母，而且是由同一名醫師同時為親子雙方治療（但偶爾也會有分開治療的情形），以確認彼此間的關係性、連結性，進而修復親情羈絆。若頭頭是道地主張孩子優先，一切都是為孩子好，但父母不改變也沒有用。應該設法讓父母說出真心話，承認自己比孩子和家庭還重要，才有辦法從自以為是中解放出來，也才有辦法有面對孩子的覺悟。

能成為契機的來源其實很多，但共通點都是認為沒有用了、人生已經完了，徹底痛苦過後才能重生。唯有陷入可能瀕死的極限狀態，才有辦法產生置之死地而後生般的潛在力量，重新往上爬……我認為這才是真正的生命力。

高敏感兒是遺傳的嗎？

一般認為高敏感是因為遺傳關係，但仍有非高敏感族的父母生下高敏感孩子的案例。即使親子都是高敏感族，敏感的表現方式也不一定相同。簡單地說，就是我們無法用一句「遺傳」來說明高敏感的狀況。

到底是遺傳？還是環境影響？先來了解一下「表觀遺傳學」。由負責控制及傳達基因表現的遺傳資訊系統決定，稱為「表觀遺傳學」。人類是由六十兆個細胞所構成，並透過稱為「酵素」的高分子蛋白質的運作來維持細胞功能，而負責製作蛋白質的設計圖，並被編碼在ＤＮＡ序列裡的就是「基因」。蛋白質是透過二萬個以上的基因，以各種不同的組合方式生成，並且存在決定基因表現的機制；即使基因的ＤＮＡ序列沒有變化，其表現方式也會因環境的刺激而不同，甚至有可能遺傳給後代。

例如同卵雙胞胎雖然長得一模一樣，仍會在成長過程中逐漸出現容貌與個性上的差異。原因就在於生長環境中，不同的基因表現、基因開關方式，會造成不同的影響。這種後天調整基因表現的機制、決定打開或關閉基因開關的機制及學問，就稱為「表觀遺傳學」。

根據表觀遺傳學，即使擁有健康的基因，若該基因的開關沒有被啟動，人就無法獲得健康；相反地，即使擁有會招來重大疾病的基因，只要該基因的開關沒有被啟動，基本上就不用擔心會生重病。

換句話說，環境才是決定開關是否啟動的關鍵；即使擁有相同的基因，也會因環境不同而有不同的表現。更進一步地說，即使處在相同的環境裡，接受刺激的方式若不同，同樣會改變基因的表現方式。

目前我們已知各種精神疾病都和部分的腦神經網路異常有關，因為腦神經網路會透過神經纖維連結離大腦較遠的各部位，讓這些部位連動起來。但要維持神經纖維的軸突和突觸活動，需要好幾百種蛋白質。若將其比喻為交通網，就是高速公路上快速連結長距離的神經纖維，容易因神經發展障礙症而受阻不通。

孩子的生長環境比什麼都重要

敏感會讓一個人痛苦到快活不下去，有各種可能的原因。

我曾在過往的著作中，說明高敏感族容易罹患自律神經失調症、恐慌症、憂鬱症、慢性疲勞症候群等，各種因為壓力而造成的疾病。因為長期處在反覆承受壓力的慢性狀態裡，會讓交感神經與副交感神經失調，最後陷入壓力荷爾蒙過剩的狀態，導致免疫反應出現異常。

擁有過度敏感特質的人，並非成人後才突然變成高敏感族，而是從小就一直很敏感。不僅敏感，也容易被周圍影響而受傷，所以比一般人更容易累積壓力。

神經發展障礙症，簡單地說，就是神經連結網在發展過程中出現異常。但即使是出生時沒有任何連結問題的人，仍有可能在成長過程中，因為持續承受強大壓力而導致部分連結網出現異常，進而表現出和神經發展障礙症相同的症狀，這種情形稱為「發展性創傷障礙」，一般認為是因壓力荷爾蒙影響而受阻。

過度敏感的人因為容易過度感受壓力，所以出現這種情形。那，究竟是什麼原因造成壓力過剩？

受虐長大、學生時期被霸凌拒絕上學甚至繭居，都會讓人留下心理創傷。但即使擁有敏感體質，只要能被理解、被愛、被肯定、在溫和的環境下長大，就能有效減少壓力，維持自律神經的平衡，自然不容易引發病症。但若生長環境充滿壓力，就會造成心理負擔，一旦超過負荷，就會出現各種壓力性疾病和症狀。

在高敏感兒當中，仍有不少人以敏感天賦精彩生活。但另一方面，他們也容易因為芝麻小事而精神亢奮、累積壓力，最後身心失調。至於，會往哪個方向發展，完全看周遭的人如何接受，因為環境會改變一切。

所以我才會不斷大聲疾呼，孩子的生長環境比什麼都重要。

所有人都是從兒童時期開始就很痛苦

泛自閉症有兩個共通點——不擅長與人溝通、非常執著，這也是新診斷基準裡的定義。以前還會列出其他特徵，但是現在都已經被排除，只是如此一來，就會有更多人被列入範圍。

單就不擅長與人溝通的定義來說，泛自閉症的孩子當中，仍有一些孩子很能理解他人的心情。相反地，高敏感兒當中，有些孩子因為過度敏感而無法精準用語言表現，從結果來看也是不擅長與人溝通。而這也是高敏感兒常被誤以為是泛自閉症的原因之一。

若只從「是否擅長與人溝通」來看，會很難判斷，但因為泛自閉症還有其他特徵，可以從這些地方來判斷。例如表情、態度、運動、是否會直視他人眼睛（多數泛自閉症的孩子不會直視他人眼睛）等等，只要仔細觀察，就能快速判斷是否為泛自閉症。

但高敏感兒的孩子不會有這些表現，他們會直視對方、感受對方。

有神經發展障礙症問題的人當中，常常有人是小時候並無異常，長大成人後才出現症狀。但這畢竟是發展過程中的問題，不可能是長大後的某天才突然變奇怪，應該是長大成人後，才知道自己有一些突顯日常生活困難的症狀，但這些症狀其實是當事人從小就有的。

有一位男性大學畢業後，整整工作了十二年，才被診斷出神經發展障礙症，但他本人表示「不，我小時候就過得很辛苦」。他畢業於名門大學，從小功課就很不錯，導致他本人雖然擁有各種不舒服的症狀，但周遭人卻不覺得他「無法像一般人一樣辦到」、「其實過得很痛苦」，因此忽略他的問題。

他在問診表裡寫到「我們這種過度敏感和感覺遲鈍的情形，不是用一句『在意』『不在意』就能說明清楚的」。

診察時我讓他畫畫，結果他畫了一張臉，上面還有一個箱子，並在一旁寫下說明。

「因為進來的資訊太多，造成資訊塞車不通，很難控制。每次只要資訊進來過多，我的腦袋就像要爆炸一樣。」

由於面對過多資訊、接受過多資訊，因此無法處理，最後超過極限，讓頭腦混亂而僵住，陷入無法輸出的狀態，這就是泛自閉症常見的經驗再現與恐慌，也是神經發展障礙症和高敏感族會有的現象。

我診斷這位男性為「泛自閉症加高敏感」，因為他不僅擁有過度敏感的特質，也能敏銳察覺他人的心情，顯示他的敏感混合了兩者。

發展性創傷障礙

發展性創傷障礙是近年逐漸受矚目的概念，但在與心理創傷有關的心理學裡，早已被引用。

這種情形如前面說明過的，出生時神經網路並沒有異常，卻因持續承受強大的壓力，導致神經網路的連結出現障礙。例如嚴格的教育、身心上的虐待、過度保護或過度干涉造成的心理束縛、家庭不和、嚴重霸凌、性虐待、家人死亡的打擊等。只要這種壓力持續下去，孩子就無法在家庭生活裡得到安全感，會逐漸陷入慢性壓力狀態，最後變成發展性創傷障礙，引發焦慮和恐懼，以及過度緊張造成身心失衡的狀態，不少人會因此罹患心理疾病。

只要孩子們在發展過程中受到傷害，心理的基本結構就會產生變化，並出現下列三個症狀。

①低自尊（無法愛自己）
②人際關係、社交性出現偏差（無法結交朋友）
③控制衝動出現問題（無法控制自己的情緒）

我們很難判斷這三個症狀是一開始就存在，還是因為心理創傷所造成。只知道有這種症狀的孩子，他們的大腦都有神經網路連結障礙的問題。

愛自己是很重要的一件事，如果不愛自己，就無法和朋友維持良好關係，也無法控制自己的情緒，最後招來心理疾病。

壓力是接收端的感受問題，如何看待它帶來的刺激，是決定該刺激是否成為壓力的關鍵。心思細膩又敏感的人，往往很壓抑，也習慣將一切往內吞，所以容易感受壓力。

若認為「自己不好」、「都是自己害的」而因此自責的話，很容易將情緒往內積壓，形成壓力，當這種情形長期持續下去，就會阻礙神經的正常發展。我認為敏感的孩子在成長過程中容易出現問題，就是因為受到這種壓力影響。

心思細膩又敏感的孩子，若無法得到父母及周遭人的理解與支持的話，為了保護自己，很容易往書籍、幻想、遊戲世界逃避，設法讓自己沒有情緒、不去感受，甚至變得早熟。但是，旁人在看這樣的孩子時不覺得他們有問題，也就不容易察覺。久而久之會讓這樣的孩子壓抑自己的記憶、情緒、感覺，甚至引發解離症狀。

高敏感的孩子，擁有心思細膩又豐富的感覺世界，以及負面情緒的內在世界，大人若沒有相對的心理防禦知識和理解，也沒有用心面對他們的話，只怕無法看到問題的本質。

容易被忽略的手足問題

不論哪個家庭的兄弟手足，都會為了爭奪母親的愛而爭吵搶奪，若媽媽的態度是「每個孩子都很可愛」、「每個孩子都很重要」，或許就不會有太大的問題，但如果母親對孩子們的愛有明顯的差別，就會影響孩子的心理。

最明顯的例子就是兄弟姊妹中有障礙兒時，尤其是重度障礙兒，母親的注意力往往會集中在障礙兒身上，即使其他孩子在發展上有輕微的凹凸情形或高敏感情形，也很容易被忽略，放任孩子自行發展，讓這些無法充分獲得母愛與照顧的孩子，壓力愈來愈大。

還有一種情形是，其他手足也很努力地幫忙照顧重度障礙兒，但其實在這樣的孩子心底，仍希望母親能給自己滿滿的愛，他只是在忍耐而已。愈善良的孩子愈會壓抑自己，認為「自己不能太任性」，所以同樣會累積壓力，最後變成幫忙照顧手足的善良孩子，不敢說出內心話，也不敢讓任何人看見自己的軟弱。

高敏感兒也是一樣，因為擁有一顆善於察覺的心，所以更容易產生心理掙扎。一般來說，手足之間不論年齡如何，通常都是感覺較遲鈍的孩子會對敏感的孩子發脾氣，媽媽就因此袒護敏感的孩子。結果反而讓較不敏感的孩子更生氣，在媽媽看不見的地方，偷偷欺負敏感的孩子。

不過也有這樣的例子。有位男性從小就非常敏感，而且很膽小。媽媽為了照顧他傷透腦筋，後來開始厭倦便慢慢地疏遠，轉而去疼愛弟弟，讓他產生強烈的孤獨感，變得不再相信人。這樣的案例也時有所聞。

在為孩子們診察心理問題時，通常只會診察孩子當事人，但其實應該連父母也一起診察，才能找出真正的原因。而且不能只看親子之間的問題，也要去了解手足之間的關係，以及母親的愛對兄弟手足的影響，這一點絕對不能忽略。

如何選擇學校的環境？

對心思細膩又敏感的孩子來說，環境是影響發展的重要關鍵，那麼該如何選擇學校呢？

有個開朗活潑卻又超敏感的孩子，他在上小六之前一直是班上的開心果，喜愛幫助人，超級貼心。他的母親是個高敏感族，但父親卻無法理解這一點，幸好媽媽理解他，讓他嘗試各種挑戰。但後來他開始無法好好上課，常常得去保健室休息，上國中之前，更因「恐怕無法待在一般的班級」而選擇了特教班。

沒想到在特教班裡遭遇瓶頸，讓他開始拒絕上學。

後來我建議他換個環境或許會比較好，於是他轉到規模較小的學校就讀。值得慶幸的是，這個決定是正確的，轉學後的他又重新活躍起來，因為新的環境不像以前一樣，得戰戰兢兢地顧慮其他同學。

對於敏感的孩子來說，刺激愈少會愈感輕鬆，小規模的學校比起人數眾多的怪獸級學校，因為學生較少，整個環境感覺起來更悠閒，對敏感的孩子比較有幫助。不過人數少的地方，容易有空間閉鎖的問題，萬一被排斥、甚至被霸凌時，就會無處可逃。

至於大學校因為人數較多，自然會有許多擁有獨特特質的孩子，刺激自然較多。但也因為存在各種個性不同的孩子，所以多元價值觀更容易被接受，處在其中會更自由。

有個孩子因為敏感而容易疲憊，國中時轉到人數較少的鄉下學校就讀。由於人數較少，果然大大減少刺激來源，讓他覺得非常輕鬆，但沒多久就開始覺得「上學好無聊」。高敏感的孩子多數都比較早熟，所以對這個孩子來說，學校同學感覺很幼稚，讓他遲遲交不到朋友，後來果然拒絕上學。

所以，我很難用一句話來總結學校環境該如何選擇，只能慢慢探索學校的環境是否適合孩子。

與老師之間的適性也是一個問題。

當孩子對一個人擁有負面印象時，就只會用負面印象來看這個人，即使這人過往都是孩子的夥伴，仍有可能瞬間被孩子轉列為敵人。因為敏感的孩子一旦討厭某個事物，就會徹底厭惡該事物的一切。

敏感的孩子最怕歇斯底里、高壓、用尖銳聲連珠炮似說話的老師，因為敏感的孩子最怕人發洩情緒。艾融博士也說過「在安心的環境裡能順利成長，在害怕的環境裡會將敏感表露無遺」。原本是天真無邪的孩子，卻在班導換成採高壓態度、無法理解孩子的老師後，突然變得神經質，一切變得不再順利，最後乾脆拒絕上學。

和老師合不合得來，對孩子來說是很大的問題，尤其對敏感的孩子來說，這個問題更大。

家庭問題對敏感孩子很危險！

心思細膩的敏感孩子，也會直接感受來自家庭的壓力。

這是另一個孩子的案例。他的父母都有神經發展障礙症，因此無法好好地照顧他，後來吵到離婚，但雙方都不想要小孩，孩子於是被某人帶去撫養。

在這孩子就學後，他們來找我諮詢如何面對這個孩子。這個孩子原本就在家裡承受各種壓力，成長過程中也因此留下心理創傷，加上天生就具有敏感特質，還有點神經發展障礙症，所以不擅長與人建立人際關係。這孩子聽覺很敏感，怕運動，儘管頭腦很聰明，卻有「書寫」方面的學習障礙，看得懂字卻無法寫。

由於他功課不錯，所以進入一般高中就讀，但高二時結交了壞朋友，行為因此開始走偏，也開始對扶養他的人惡言惡行。

儘管如此，對方仍繼續扶養他。

上大學後，或許是以往緊繃的心情突然放鬆，他不再去上課。儘管是個有許多優點的孩子，但可能是受傷太深了，才會迷失而走偏，行為愈來愈偏激。

這個心理受傷的孩子，最大的問題是自我太弱，沒有想做這個、想做那個的想法。小時候父親罵他、否定他，他也不反抗，只是拚命忍耐，媽媽也不太管他。幸好有人接手照顧他，但儘管領養人努力給他愛，仍舊無法代替生育父母的角色。或許在他沒走出自己對父母的埋怨之前，恐怕一生都無法活出自我。

另外還有一個案例。

女孩還小時，父母就離婚了，之後便一直跟媽媽、外婆同住。外婆是一個很嚴厲的人，她被教育成一個行事認真的人，但其實她只是在勉強自己努力，設法當個乖孩子罷了。

高中時終於出現變化，她罹患了醜陋恐懼症，這種情形稱為「青春期妄想症」。她變得很在意別人怎麼看待她的容貌與身上氣味，也不敢照鏡子，甚至很害怕別人的視線。她會隨身攜帶菜刀和剪刀，最後甚至帶菜刀去上學。

媽媽終於發現她的異狀，趕緊帶她去醫院，當場就被要求住院。她帶刀的目的並不是想傷害誰，純粹是害怕別人看自己的眼光。為了保護自己，她才隨身帶刀。她非常沒有自信，自我評價也很低，還有很嚴重的躁鬱現象。住院後，也不想和人往來，都是一個人獨來獨往。

出院後，她搬去爸爸家，沒多久就發生衝突，沒辦法再一起生活。然後，她又回到媽媽身邊，但照樣是和家人不和整天爭吵。後來，就發現她有偷竊問題，還被警察帶走。儘管她想法很純真，行為卻很偏差，連打工也都持續不久。

她媽媽是個很容易焦慮的人，而且比較強勢，總是會要求女兒「不可以做什麼」，這個不行、那個不行，她就是在這樣的家庭束縛下長大。爸爸基本上都會說「沒問題、可以」，但因為她的偷竊問題，讓爸爸很擔心，因此忍不住對她多說幾句。她本人一直覺得自己被家庭綁住，快要喘不過氣。

我直覺她應該先離開家，於是介紹她加入某群體生活，那裡的方針是「自由做自己想做的事」，之後她果然不再出現偏差行為，心情上也逐漸穩定。

身心的問題，容易在青春期顯現

多數的孩子大概在十歲左右會開始萌生自我，青春期後出現心理與身體不平衡的狀態。通常孩子會因無法承受這樣混亂的自我而變得脾氣暴躁，但到了十七歲左右，就會逐漸穩定下來，這是我們一般所有人的成長過程。唯有在青春期時讓掙扎顯現出來並慢慢昇華調適，之後的人生才能過得更順利。

問題是那些外表看似乖巧的孩子，反而是需要注意的，尤其是不隨意將情緒、感覺表達出來的孩子最危險。

高敏感族通常有藝術性與創造性較高的特質，但是這個特質也容易讓他們因此罹患心理疾病。說得白一點，他們同時擁有危險性與藝術性，就像一把兩面刃，所以生長環境非常重要，因為環境能改變一切。

國中時期是孩子們脾氣最容易暴躁的時期。

有個高敏感兒的孩子，個性非常成熟，也很喜歡和大人在一起。雖然拒絕上學，卻在同樣拒絕上學的孩子們中成為人氣王，在合唱團和廣播社裡有活躍的表現，常參與各種活動。他明明這麼活躍，卻拒絕上學。由於他脾氣很暴躁，在家裡都會像變了一個人似的大暴走，媽媽覺得「無法處理」而帶他來求診。

青春期是孩子成為大人必經的重要時期，往往也是讓孩子深感困惑的時期，因為在這段時間會出現各種混亂，讓孩子夾在好的自己與壞的自己之間。我一直告訴他「要正視存在自己內部不好的一面，並承認那也是自己」，但當時的他根本聽不進去。

即使是如此，孩子依舊會長大成人，而且或許是經過這樣痛苦的時期後從谷底翻身，他現在會告訴我「醫師，我總算找回自己了」。

青春期容易引發的感情問題

高敏感的孩子中常見的「成人兒童」（Adult Children），是一種無法主張自己的特質，也是一種認知扭曲的表現，所以常常會說「像我這種人」。一旦這種自我否定的情形太強烈時，不知為何很容易被傷害自己的人吸引，導致更疲憊，甚至一蹶不振。

成人兒童似乎都很怕「對等」，因為沒有自信、沒有個性、不敢主張自己，所以無法與人建立對等關係。這種情形不只會出現在戀愛關係上，也會出現在交友關係上。因為個性較軟弱，所以容易被欺負，有不少人就是因為被依賴、被霸凌、被利用而來求助我的幫忙。

同為敏感的人互相認識後，都能彼此理解，也能在交往過程中，體會對方的痛苦。

想找到能順利交往的對象，必須對自己有自信。若習慣遇到什麼事都自責的話，對方自然會把問題推到你身上，最後你就會因為承受不了而爆發。為了避免這樣的情形發生，一定要認同自己、原諒自己。先認同自己，然後學習如何呈現自我，直到能表達自己意見，展現真正的自己。

此外，勇敢走出去也是很重要的一件事。

我認識太多因為受傷而失去自我的人，也看過很多因為想得到對方的愛，不斷犧牲付出祈求回報的女孩，因為她們都沒有自我。有些人在家鄉被人投以異樣的眼光，活得很痛苦，勇敢地離鄉背井到別處去，結識各種新的人事物，才逐漸恢復活力。

就曾有一個孩子說「我在老家那邊被人當怪咖，後來來東京讀動畫學校後，發現沒人當我是怪人，因為大家都和我同類」。

世界這麼大，一定有適合自己的容身處，一定有能讓自己活躍表現的地方。

把自己侷限在一個地方，可能不容易遇到能理解自己的人，但只要跨入外頭的世界，或許就能找到適合自己的人。所以別顧著害怕，應該大大擴展自己的行動範圍。

超感覺，是因為超敏感才感覺得到

記憶這種東西，只要伴隨著感覺，就能被鮮明地保留下來。

有許多高敏感族會對小時候的事記得一清二楚，甚至是連出生時、出生後、襁褓時期的事，都記得牢牢的。這或許是因為感覺太強烈，才會深深留下印象。

但我認為在人類的感覺當中，還有一種「超五感」。以聽覺來說，就是「超聽覺」，能聽到一般人根本聽不到的聲音；若是「超視覺」，就能看見一般人看不見的東西。味覺、嗅覺、觸覺也一樣，有些人在這方面的感覺比一般人強烈許多，擁有超越五感的感覺。換句話說，「幻聽」和「幻視」或許就是超聽覺、超視覺的另一種表現，並非異常，只是感覺特別敏銳而已。

許多敏感的人，都擁有這種超感覺。

我只要多講一些這種話，就會被衛道人士批評「你不是醫師嗎？居然這麼不科學」，但其實這世上存在太多無法用科學解釋的情形，而我只是接受這些「事實」罷了。

除了超感覺外，還有心靈之眼、聯覺、學者症候群等，第5章會詳細說明這些能力，在此僅簡單敘述。

「心靈之眼」（Mind's Eye）是指能將想像的東西視覺化，並從各個角度來觀察。也就是能將浮現腦裡的想像化為實體，並轉換角度來看這個實體。這種心靈之眼甚至可以不受限制，自由飛至各處。

「聯覺」（Synesthesia）是指不僅能對刺激和資訊產生相對應的感覺，也能同時產生不同種類的感覺，是一種知覺現象，例如從文字和數字裡感覺到顏色，或從音樂和聲音裡感覺到顏色等等。

至於「學者症候群」則是指有智能障礙或發展障礙的人，對某一小部分的領域具有超人般能力的情形，例如不看年月曆也能隨機說中某年某月某日是星期幾，或將瞬間看到的東西完全記住，連細節部分都能精準畫下，或只看過一次的書，就將內容全部熟記下來等等。

雖然不是全部，但高敏感兒當中確實有一部分的孩子擁有這樣的能力。

否認解離症狀會更無法擺脫困境

我開設的醫院有許多重症孩子前來求診，但是每個人的敏感會依環境而有不同的表現，有的是活得很痛苦，有的是無法適應社會，最嚴重的情形就是出現解離性障礙。

在此介紹其中幾個案例。

有個非常優秀的孩子，他有敏感、界線感太弱、解離性障礙等問題。小一時他就讀了很多書，因為他會去圖書館借書，平均二、三天就可以讀完十本書。到了六年級，他開始寫電影劇本。但是，他從小五開始常出現瞧不起大人的言行舉止，不怎麼配合學校，也曾被霸凌。

上國中後，他加入運動社團，後來還被選為社長。但他責任感太強，一直認為自己不適合擔任社長工作。他對同學一視同仁，社交能力很強，也懂得迴避可能的爭執，事事以同伴為優先，很能站在他人的立場來思考。

光聽這樣的描述，會覺得他應該沒問題吧。但其實這都是因為他界線感太弱的關係。同學找他商量，但因為他界線感太弱，很容易對人感同身受，因此會把別人的事當成自己的事在煩惱，並深深沮喪。

他在家時會和爸媽或兄弟爭吵。雖然做事的速度很快，卻沒什麼耐心，而且只專注自己的事。但當他在打電腦時，眼神完全不一樣，可以一整天專注在電腦上，然後隔天因為太累而無法上學。

小六之後，他常常出現記憶空白的情形，也常常睡不著，而且愈來愈分不清夢境與現實。他還會無意識地向人道歉，傻笑，甚至會對人口出惡言，事後才來後悔。他凡事都想得很多，而只要一陷入思考，有時就會出現經驗再現的情形——腦子裡突然浮現某個場景、某個氣味或是玩具。

國二時，因為被發現有自殘行為而被送去住院。原來，他有三個人格，外在、內在以及另一個自己。具體來說，有四歲時任性又自私的自己，身為成熟大人的自己，以及站在保護者立場的自己，三個人格在他身體裡糾纏不清。

小五之前，成熟大人的自己壓抑了四歲的自己，但當這個壓抑被掙脫後，四歲的自己開始大暴走。

敏感的孩子被逼到絕境時，有時心裡會出現其他人格，產生解離症狀，這個孩子就是其中一例。但他的父母卻無法理解，他只好自己去整合這三個人格，努力面對這痛苦的生活。後來他進入一般高中，也上了大學，現在就讀研究所，而且不再來找我看診，我想應該是已經好很多了吧。

另一個孩子不僅出現解離症狀，還出現多重人格。

這個孩子曾在小一時，跟我敘述他出生時的記憶，而他的媽媽從他小三時，就覺得他似乎能讀取人心。

但那時孩子的老師會嚴厲斥責別人，讓他每天很害怕，導致他腦裡一片混亂，他甚至感覺自己會說謊，還因此變得愈來愈壞。小四時，他會突然口出惡言，大罵對方「笨蛋、去死」。走在人多的地方時，也覺得有人盯著自己，身體因此開始出現狀況。

父母在他小四時離婚，他便轉學跟著媽媽生活，卻對媽媽說「都是妳，害我的人生變得這樣」，還出手打媽媽。小五時，他常常發呆，有時還會失去記憶，他就是從這時候開始出現解離現象，也常說「很想死」、「我要死」、「我有解離性障礙」，開始反覆進出醫院的生活。

這個孩子會將他人的種種情緒全部放在自己身上，似乎才會因此脫口而出各種惡言。他還被周遭其他孩子影響，只要看到有小孩被霸凌或被欺負，就產生和那孩子一樣的情緒。他就在這種過度同調的狀態下，不斷被周遭人影響，感受別人的負面情緒，才會讓平常看似乖巧的孩子，突然變成壞小孩。

擁有自我的孩子，會拒絕自己討厭的事，並將自己的感應開關關掉。但這個孩子因為無法自行控制，所以始終維持打開的狀態。由於沒有自我，才會輕易地受影響，將各種東西全加在自己身上。

而診斷結果，他是一個高敏感又有亞斯伯格症和解離性障礙的孩子。

關於解離症

解離性人格有三種。

一種是因為自我太弱，無法承受現實，導致出現另一個人格，而這個人格會在當事人無法承受時，代替當事人接受這情緒。通常會知道這是幾歲時的自己。雖然一直內存於心裡，但有時也會顯現在外。

第二種是內化在心裡，根本不是自己的自己。這種人格會因過度同調，將生者或死者的意念加諸自己身上，而且是長時間的盤踞在心裡。

第三種是自己擅自想像出來，並對此深信不疑的人格。通常是因為有所期待，才會創造出各種自己喜愛的人格來。

意識不在此處，思考和情緒以及感覺無法整合的狀況就是解離狀態。高敏感兒常出現各種解離症狀，覺得自己不是自己。很多孩子都有這種問題，因為外表看不出來，所以我會用確認項目表來評估。

但多數精神科醫師並不了解解離症狀，才會在病患出現幻聽時，診斷為統合失調症。簡單地說，就是把醫學無法說明或者無法做出診斷的情形，全部歸於統合失調症。難怪以前會有專家批評「統合失調症就和垃圾桶沒兩樣，不知道的都被丟進那裡」。

但是，現在並不會因為出現幻覺和妄想就認為是統合失調症了，因為愈來愈多人知道解離狀態。不論是統合失調症的人，還是有解離症狀的人，同樣都有幻聽的問題，只是內容不太一樣。

有統合失調症的人，不認為自己生病了。即使被問「這樣很怪吧？」他也會回答「不會啊，是你不知道而已」。但有解離症狀的人，如果被問到「這樣很怪吧？」就會回答「對啊，我也覺得很怪，但就是有這種感覺」、「很怪吧，但我就是聽得到」。

高敏感的孩子也看得到、聽得到、感覺得到，有時會看見天使，有時會看見矮人，有些孩子從小就能看見各種東西。這種情形到底要說是病還是特質，很難有定論，但若自己無法控制自己時，就許就該認為是生病了。

八％的孩子都有幻聽體驗，但多數孩子並不會害怕，也不認為異常，通常都能用溝通的方式逐漸擺脫。

為什麼會出現解離症狀？

有一個非常不可思議的現象，有解離狀態的孩子，身體較冷，但手腳卻很溫暖，甚至可以說是有點發燙。或許這是因為他們此時的交感神經較旺盛的關係。因為解離而出現的人格，基本上是為幫助自己而被創造出來，因為自己辦不到，才會出現另一個人格來協助處理。但是有時也會有些複雜，例如遭到性侵時，當事人的意識會因解離而被抽出，而留在身體裡的意識不只會對加害人充滿恨意，更會責怪讓這種事情發生的自己。

因解離而被抽出的人格，在一段時間後會回到體內，但因為當時意識跑到身體外面，所以就不存在這部分的記憶。但是，留在身體裡的人格卻有這段記憶，因此一旦看到類似的場景，情緒就會瞬間爆發。原本是為解救自己而創造出來的人格，照理說應該是對加害人發怒，但因為當事人當時的意識離開身體，留在身體裡的意識因此反過來對自己發怒，讓自己更困擾。

因為敏感而產生的心理負擔，若放任不管，有時就會出現類似的情形。

由於高敏感的孩子敏感纖細，所以會壓抑情緒，讓自己不再是自己，但被壓抑的情緒，事後很容易變成憤怒宣洩，因此有必要幫助孩子去注意自己被壓抑的情緒。

前世記憶、胎內記憶、「超」五感、直覺、不易外顯的解離……在眾多敏感的孩子中，某些孩子具有這些特質。每次我只要遇見這樣的孩子都會覺得他們

「很了不起」、「很厲害」。我認為高敏感族和高敏感兒代表另一種不同的意義，即使有疾病或障礙症狀，也同時擁有多數人沒有的特質，有些孩子甚至擁有不輸給大人的內心。

敏感的孩子、有障礙的孩子，或許在某些地方做不到一般孩子做得到的事，但相對地，他們也擁有一般孩子沒有的特質。擁有障礙的狀態，就像有凹也有凸一樣，他們都擁有肉眼看不見的某些珍寶。

聖修伯里的《小王子》裡，有一句名言是「真正重要的東西，不是眼睛看得到的」。對於因過度敏感而辛苦生活的孩子們，我們應該更正視他們擁有肉眼看不見的能力——這也是我一直想主張的地方。

第4章／高敏感兒家長該做的事

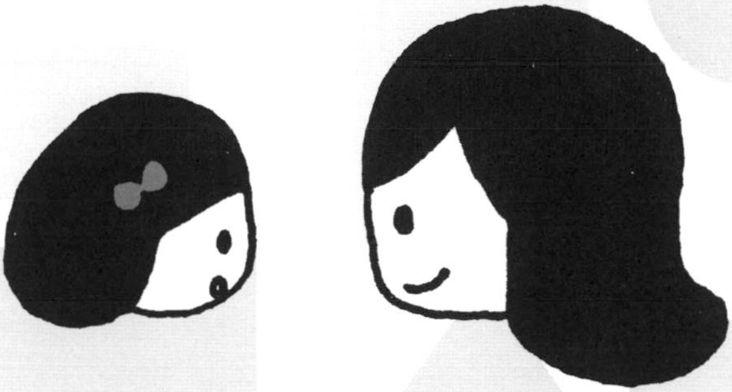

「在家一條龍、在外一條蟲」的警訊

在敏感的孩子當中，有些人是在幼兒園或學校裡都「不哭」、「不說」、「不抱怨」的乖乖牌，回到家卻會對家人發脾氣，典型的「在家一條龍、在外一條蟲」。回家後才把壓力發洩在媽媽身上，任性要求媽媽「做這個」、「做那個」、「不這麼做不行」，只要稍不順心就大哭大鬧，依賴性超強卻又表現得人小鬼大，甚至小小年紀就已經像個小暴君。

深感困擾的媽媽們，就算找學校老師商量，也會因為孩子平常在外表現得很乖巧，而無法得到老師認真的回應，說不定還會被老師勸說「媽媽妳想太多了」、「他應該只是想撒嬌啦」。某些母親被逼得走投無路，淚眼汪汪地來向我哭訴「醫師，這孩子真的很難應付，我真的好累，該怎麼辦」。

這些擁有兩面個性的孩子，心理究竟出了什麼狀況？

「在家一條龍、在外一條蟲」的心理機制，若以一七三頁「人生三角形」的圖來思考，應該可以很容易理解。當較強勢的他人對自己做了某事時，外在的自己會對內在的自己做一樣的事，而內在的自己再對他人做一樣的事，形成一種三角關係。

這是心理學家麗姿・布爾波在《Les 5 blessures qui empêchent d'être soi-même》（中譯：五種傷，五種假面：認出內在的傷痛，找到真正的自己，究竟）裡描繪的圖。

當孩子在外面被人說東說西或是受到不當對待時，如前所說明，即使對方沒有惡意，孩子仍有可能因為感覺而承受壓力。但儘管孩子心裡覺得「不喜歡」、「不對」、「不希望對方這麼做」，也無法直接將情緒表達給對方，因此成為「在外一條蟲的孩子」。回到家後，孩子才將情緒發洩在會接受自己的媽媽身上。簡單地說，孩子只是將在外面遇到的壓力，帶回家裡發洩罷了。

在這個三角形裡，下面的箭頭代表「自己對自己」，這一點非常重要，因為在向媽媽任性發洩之前，還有一個階段就是外在的自己（身體）會將他人對自己做的事，轉過來對內在的自己（心）發洩。

假設有個孩子其實很膽小，卻不承認。當他被別人說膽小時，即使自認「沒有這回事」，但因為不敢反駁對方，只好自責自己「我好膽小」。而回家後，明知是自己膽小，卻對著溫柔的媽媽說「媽媽很膽小」（因為他無法說自己膽小便責怪媽媽）。在孩子的心裡，會如此出現相同的連鎖反應。

如同水會往下流一般，壓力也總是流向容易承受的一方。對孩子來說，媽媽隨時都會接受自己，和自己一樣是個不會反駁的人，才會把自己受到的不公平待遇全發洩在媽媽身上。

明明在外表現得很乖巧，回家後卻口出惡言，甚至動粗，一切都是因為需要發洩，才會把這些情緒丟向不管如何任性都不會反抗的對象身上。「在家一條龍、在外一條蟲」表示其實在外面不敢有情緒表現，千萬不能漏了這個訊息。

儘管如此，比起不論對誰都不敢發洩的情形來，孩子願意這樣表現已經算是好的，若連在家都沒有地方可以讓孩子傾吐，孩子只好將一切全往內吞，最後恐

人生三角形

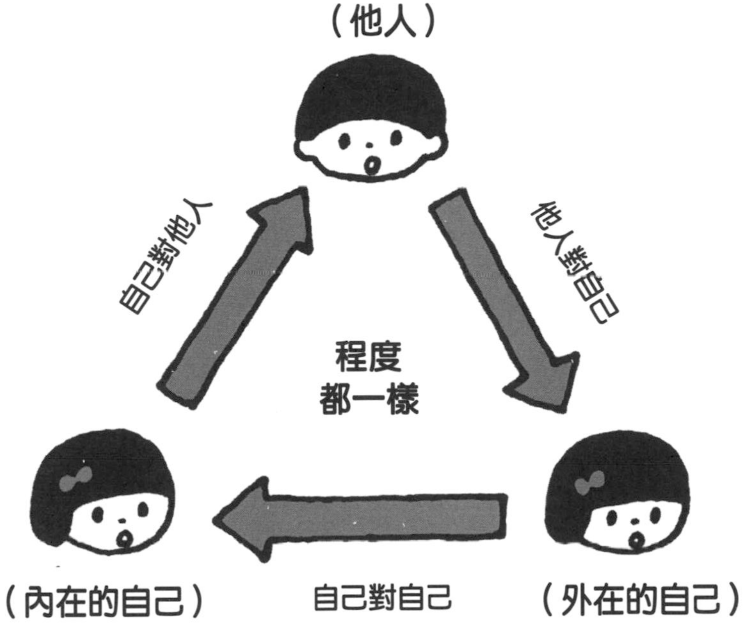

參考《Les 5 blessures qui empêchent d'être soi-même》 麗姿・布爾波著

怕連心靈都沒有依歸。

人際關係上的種種問題，幾乎都可用這個三角形來解釋。

大家或許會認為在學校遭到霸凌、在家裡被父母虐待的孩子，因為明白這種痛苦，所以己所不欲勿施於人，一定不會對他人這麼做，但其然不然。當外在的自己不斷攻擊內在的自己，一旦內在的自己無法承受，就會將壓力矛頭指向比自己還弱的人，所以才會出現被害的孩子反變成加害者的連鎖反應。

停止自責、擁有自我肯定感

那麼，該怎麼做才能斬斷這個三角形的惡性循環呢？

首先就是停止「自己對自己」的攻擊，簡單地說，就是停止自責。

被人批評「膽小」時，若無法當場反駁，回家後就要告訴自己「我並不膽小」。具體方法就是舉出自己的優點，例如「我如果膽小，就不可能做到這件事，我有面對挑戰的堅強意志」，努力地自我肯定，絕不能陷入自責的迴路。

要達到這個目的，平常就要養成習慣重視自己的真心話，營造讓自己說出真心話的環境，說出自己「想這麼做」、「想那麼做」。然後和媽媽或是爸爸盡量多交談，若能藉此消除憤怒與不滿，就能減少因為情緒激動而爆發的機會。

而最終目的是要在外面發生任何事情時，都能當場反駁對方。為此，一定要擁有自我肯定感。

不論什麼理由，都不能允許霸凌發生，即使被霸凌的一方確實有錯，也不能成為理由，因為施暴者就是不對。只可惜高敏感族很會為對方著想，所以有不少孩子即使被霸凌欺負了，仍會說「都是我不對，拖拖拉拉，才惹對方生氣」，不僅不會責備對方，還會反過來認為自己不對。這或許也是善良的表現，但這種情形只會讓自我變得更弱，讓自己更痛苦。

要讓孩子有自尊心，周遭的大人在此時應明白地告訴孩子「不，這件事是對方不對」、「你能這樣替對方想很了不起，但是在替對方著想之前，你要先珍惜自己」。

不論家庭裡的虐待問題，還是夫妻間的暴力問題，甚至是學校裡的霸凌問題都一樣，有些人會說「為什麼被人這麼欺負還不說不？」但容易被如此對待的人，都是無法自我主張的人，這也是他們的弱點，因為自我太弱了。

有些人聽到原因出在自我太弱時，會反過來說「所以說，會被如此對待的人，自己也有問題嘍」。事實上，被害者沒有錯，純粹是因為擁有低自尊、無法表達自己，才會引發問題。

如果不趁著孩童時期讓孩子擁有自尊與自我肯定感，到哪兒都容易被人欺負，尤其是心思細膩又自我較弱的孩子，周遭的大人一定要多加注意。

過度保護其實是「柔性虐待」

有一對母女，兩人都是高敏感族，因為媽媽自己有這樣的經驗，非常了解這種痛苦，所以總是很努力地保護女兒。

雖然女兒從幼兒園時期就很怕團體生活，但還是乖乖去學校。進小學後，剛開始也照樣去上學，但到了小四左右，開始拒絕上課。於是她被轉到特教班，但她無法自己一個人上學，只要沒有媽媽陪，就不敢去學校，她甚至會和大家錯開時間，特教班老師也對她採取一對一教學方式，而且媽媽都陪在旁邊。

後來老師終於發現「不太對勁」，因為這孩子總是很注意媽媽的一言一行，不論做什麼事，都是為了不讓媽媽討厭，而非出於自己的意願。即使有她心裡想做的事，只要媽媽不希望她做，她就會放棄，所以老師發現「媽媽才是她的壓力來源」。

當父母自己是高敏感族時，常常會出現因為擔心孩子而過度保護、過度干涉的情形，這對母女也是一樣。媽媽或許認為自己很尊重孩子，都會讓孩子自由發揮，她只是陪在一旁而已，但其實這樣只會給孩子無形的壓力，完全束縛住孩子。媽媽隨時都在旁邊守著，加上孩子很敏感，自然知道要做什麼事媽媽才會開心。因為孩子隨時都在觀察媽媽，才會在下意識裡說媽媽想聽的話、做媽媽想要的事。

以這個案例來說，與其說是媽媽綁住了孩子，不如說是孩子在迎合媽媽。孩子做什麼事都不是因為個人意願，而是想幫助媽媽的心情，才會停止自我主張。所以千萬別因孩子有敏感特質，不容易適應社會，就過度保護孩子，必須幫助孩子說出真心話，才能幫助他們成長。

能坦率表達自己的感覺與情緒，才有辦法讓自己變強，所以有敏感問題的人，絕不能將自己的情緒和感覺隱藏起來，要學會不喜歡時就說不喜歡。這一點非常重要，必須擁有主體性才行。

當我對這位媽媽說，孩子是想幫助妳、討妳歡心，才下意識這麼做時，媽媽卻回答我「這絕對是出自她本人的意思」。其實這位媽媽沒能察覺，愈是努力想保護孩子，反而讓孩子愈無法靠自己的力量活下去，應該保持一點距離，才是為孩子好。

由於媽媽自己也是高敏感族，雖然很體貼，但界線感太弱，才會對孩子產生同理心而不斷介入，而孩子也是只做媽媽期望的事。這對母女不只有母親過度保護、過度干涉的問題，還陷入共依附的狀態。

在界線受侵犯下長大的危險性

以外國的案例來說，有多重人格問題的人，超過九〇％其背後都和性虐待有關。但日本的調查發現，這種情形只有一半左右，其餘的一半來自身體虐待、棄養等「暴力虐待」，以及過度保護、過度干涉等「柔性虐待」。

通常「虐待」一詞是指不由分說讓對方屈服、壓抑自我的情形，儘管「柔性虐待」沒有用到暴力行為，但就結果來說，和「暴力虐待」沒有兩樣，都是想支配孩子。因為孩子是高敏感兒而過度擔心、過度保護，結果變成柔性虐待。

在性暴力加害者當中，會露出生殖器、伸出鹹豬手、猥褻被害者的人，許多都來自媽媽過度保護、過度干涉，而爸爸常常置身事外的家庭。因為缺乏社交技巧，不懂得如何接觸女性，才會變成性暴力加害者。

在被過度保護、過度干涉下長大的孩子，社交技巧往往較弱，個性消極。但他們又對異性很感興趣，不敢大大方方地接觸，才會有這種偷偷摸摸的行為，甚至認為「我又沒有真的摸，我只是拍照而已，有什麼不行？」他們無法理解這種偷拍行為，也是侵犯對方的隱私。因為從小就活在被父母侵犯隱私的狀態裡，所以認為這麼做很正常，無法正常判斷這是不被允許的行為。

至於接觸型的性暴力加害者，多數都是被父親不當對待而長大的男性。一般來說，發生這種情形時，母親會出面保護，讓孩子在精神上取得平衡。但若母親沒有發揮盾牌功能，孩子的心理會逐漸扭曲，最後為了發洩自己的鬱悶情緒，將矛頭指向比自己更弱的人（通常都是女性）。

被蠻橫父親暴力相向而長大的孩子也是一樣，因為父親的異常行為而產生「既然如此，對使用別人暴力也是應該」的想法。從性暴力加害者的暴力特質來看，可知生長環境與父母的養育方式，對當事人有多大的影響。

不妨再回想一下先前的「人生三角形」，他人（此時是父母）對自己做的事，會讓自己對自己的心發洩，最後再將這股鬱悶情緒，發洩在他人身上。

有一種思考模式稱為「心理界線」，常被用在性暴力加害事件上。界線意識太弱或缺乏的人，基本上不會有「不能侵犯他人領域」的意識。

不曾被尊重過心理界線的人，由於沒有這方面的體驗，當然就不懂得尊重他人的心理界線，所以當自己被暴力對待時，自然會對他人回以暴力。要保護自己就必須擁有心理界線的意識，同時尊重自己的信念、自己的特色。

有些人不清楚自己到底是什麼，對於自己的信念、自己想成為什麼樣的人，只懂得用頭腦思考，完全不知道用心感受並採取行動，這樣的人多數都是在界線受侵犯的情形下長大。

大家都說不好好使用大腦和肌肉的話會愈來愈衰退，精神和心理層面也一樣，若從來不懂得主張自己，一旦想主張表達的話也會說不出來。

無法疼愛孩子的惡性循環

在缺乏父母關愛之下長大的人，還有另一個問題，那就是不懂得如何愛自己的小孩。

有個案例可以參考。有個從小就很敏感的女孩，而母親似乎也對她的過度敏感感到厭煩，所以她說「媽媽很討厭我」，而她的父親則是個一不開心就會動手打人的人。後來父母離婚，她跟著媽媽生活，但媽媽對她幾乎是完全不管，只知道和男人出去玩，很少理她，讓她的孩童時代非常痛苦。

後來她結了婚，生了女兒，並發現女兒似乎也有敏感特質，讓她覺得「煩死了」，但同時她也覺得「不想讓女兒和我一樣」，她就在這種矛盾的心情下度日。

這個案例裡的她，就是成人兒童，由於父母沒有給予充分的愛，讓她心理受傷，沒有自信也沒有自我肯定感。在當了媽媽後，從孩子身上看到以前的自己。

「不想讓女兒和我一樣」的意思，就是「我曾經如此」，而這種感覺會傳染給小孩。因為當父母有較強的不安時，會表現得焦慮，而孩子們都能感受到這股焦慮，就像爸爸媽媽在吵架時，不平靜的氣氛會傳染給胎兒或嬰兒一樣，因為敏感的孩子就是能敏銳察覺。

先前也提過表觀遺傳，即使擁有相同的基因，會不會表現出來，完全看開關是否被打開。如果她真心期望「不想讓女兒和我一樣」，就該給孩子愛，別讓孩子的負面基因開關被打開。只可惜她自己是在不被疼愛的環境下長大，導致她也不知道該如何愛孩子。

這種時候，我會先設法幫助媽媽們解開對過去的心情，告訴她們「好好鼓勵一下努力到現在的自己」，先療癒她們的心靈。因為只要當媽媽的心靈沒有得到療癒，就不可能幫助孩子擁有一顆平靜的心。

存在身體裡的男性化與女性化

提出「人生三角形」的麗姿．布爾波曾說過，存在自己內部的男性化與女性化，同樣決定於自己與父母的關係。

當和母親關係不佳時，內部的女性化就會不足，也就是缺乏母性；和父親關係不佳時，內部的男性化就會不足，也就是缺乏父性。若能回顧孩童時期，解開糾葛的情緒，轉換心情認為「那已經是過去的事了，不用再計較」，那麼前面案例中的媽媽，心情一定能輕鬆許多。

不論男人還是女人，都擁有男性化與女性化的一面。因為不論何種性別，都同時存在男性化要素與女性化要素，只有女性化要素過強或只有男性化要素過強都不行，必須讓兩者維持平衡。最理想的方式是平衡利用兩性要素，太寵愛也不行、太嚴厲也不行，這點對媽媽尤其重要。

養育孩子需要同時發揮父性與母性的功能，偏向任何一邊都會有問題。當然，若偏向某邊時有配偶在旁協助就沒問題，否則一定會產生偏差。有些母親不敢罵孩子，這表示她的父性太弱，雖然溫柔對待孩子是好事，但該罵時還是要出聲，否則無法教育好小孩。

父母若想被孩子信賴，就必須擁有能讓孩子安心的要素，所以不能看心情好壞來罵孩子，否則會失去孩子的信賴。

不論孩子還是父母，都不能只有「努力」或「不努力」的選項，應該還要有「不管哪一邊都沒關係」的選擇，這樣才能展現自我。努力是指壓抑自己真正的想法，設法讓自己無限延伸的意思。雖然在人生過程中，確實會有需要努力的時期，但若一直讓自己伸展下去，最終很容易腳抽筋。應該還是要先讓腳跟穩穩踏在地上，才有辦法繼續伸展。

回溯自己與父母的關係

要為孩子治療，就要先治療父母。

若不想讓孩子在精神上出狀況，就得先回頭看看自己過往的人生歷程。與父母關係健全的人，自然懂得如何與孩子建立良好的親子關係，若與父母的關係有嫌隙，就會影響到自己和孩子。

眼前的現象，其實是反映自己內心的鏡子，這種情形稱為「鏡子法則」。

簡單地說，與其思考想和孩子建立什麼樣的關係，不如回顧自己和父母的關係。看到孩子有困擾時，其實應該先改變自己，但這裡說的改變，不是要你真的做變化，而是先去認同、接受。明白孩子反映出來的就是身為父母的你的內心。

你是否被社會常識給束縛？

你是否被自己束縛住？

你是否否定自己？

對孩子心生討厭的感覺，即使沒有說出口，他也會知道。但這個「討厭孩子」的心情，說不定來自「討厭小時候的自己」，而原因可能和你自己被父母如何對待有關。所以很有可能你「討厭」的對象並非孩子，而是你的父母。不妨想成孩子是在點醒你深層心理的根源，孩子只是反映出你真正的樣子罷了。

孩子如果說「我討厭媽媽」，他的意思應該是「我不希望媽媽這麼做」。換句話說，孩子只是說出他不喜歡、不想看到媽媽做的事，因為孩子們的感覺都很敏銳。

接受父母與現在的自己

有一個年輕女孩，常常抱怨媽媽。

於是我對她說「妳一直強調自己為父母犧牲，但其實妳的媽媽也一樣。妳媽媽也是和妳接受同樣的教育方式長大，她不懂其他的教育方式，妳知道嗎？」結果在一旁的母親猛然掉淚，因為她不曾和女兒提過這件事，因為這種事很難直接說出口，所以我才會以第三者的身分，將媽媽告訴我的事傳達給女兒。

女兒知道這件事後，哭著說「原來是這樣……」她首度明白媽媽的心情，這才消解心裡的疙瘩，她媽媽也因此心情輕鬆許多。

現實世界裡就是存在這種連鎖反應，因為父母在以前也都是小孩子。

但每個人對別人是怎樣被爸媽照顧長大的並不清楚，所以當自己要養育孩子時，只能以自己的經驗做參考，也因為知道自己是怎麼被爸媽養大的，所以在照顧自己的孩子時，自然會用同樣的模式。這種情形不只出現在育兒方式上，所有人際關係也幾乎是如此形成。

例如不被母親疼愛長大的小女孩，會變成母性較弱的女性，這樣的親子關係也會反映在自己和小孩身上，此時一定要讓母性與父性調節平衡。

例如母性很強的媽媽，要懂得可以責罵小孩，暫時扮演爸爸角色也沒關係，不必永遠只當個「媽媽」，甚至是覺得很辛苦時，也可以放手。最重要的是，不能因為自己沒扮演好某個角色就責備自己，因為自責會削減自己的能量，很容易因此陷入憂鬱。這時候該做的是肯定自己，認為「這樣就行了」，這才是最好的處理方式。

在面對心思細膩的高敏感孩子時，有個重要關鍵是要愛自己、不責備自己。因為孩子的敏感特質造成孩子的痛苦，並非媽媽的不對。

在面對因為照顧孩子而身心疲憊的人時，我絕不會說「這樣不好」、「應該這麼做才對」，因為每個媽媽都很努力，所以我會對她們說「妳已經努力這麼久了，稍微休息一下又何妨」。我會設法先讓媽媽們放鬆，只要緊繃的精神舒緩開來，原本一直在忍耐、不斷累積的鬱悶情緒，自然可以宣洩。

在接受孩子的軟弱之前，必須先接受自己的軟弱。要達到這個目的，就得理解敏感也有敏感的好處，例如比較有同理心、能明白他人的心情等等，找出敏感的優點，自然能夠接受。

另一個重點是別拿自己的孩子與別的孩子比較。對孩子來說，「媽媽不站在我這一邊，是站在別人那一邊」，或「比起我，媽媽比較重視社會眼光」，都會讓孩子失望，因為每個孩子都希望媽媽是他的依靠。

提出「人生三角形」的麗姿．布爾波說孩子有五種心傷。

①拒絕造成的

②遺棄造成的

③羞辱造成的

④背叛造成的
⑤不公造成的

心一旦受了傷，人們會隱藏起自己，戴上假面具生活。敏感的孩子因為心思細膩，所以比任何人更容易受傷。當這些傷是父母造成時，痛苦程度會更大，最後留下心理創傷。

所以才說孩子的問題，其實也是父母自己的問題。

放掉愛與恨

曾有一位媽媽說「很想殺了小孩」，於是孩子被社服人員帶走，三歲半時被送進家扶中心。

仔細聽這位媽媽敘述後，發現果然她小時候也是不被父母疼愛，甚至還遭到虐待。由於從未被人愛過，所以不懂什麼叫做愛，也不懂如何給孩子愛。因為不知道怎麼去愛孩子，看到小孩一直哭鬧就覺得煩，甚至萌生殺意，認為殺了孩子就會安靜下來。後來過了十多年，這位媽媽依舊說「很想殺了小孩」，還說「那孩子很討厭我，所以我也很恨他」。

另一方面，她又問我「孩子說不想見我，我該怎麼辦才好？」據說她的孩子是個敏感又聰明的小男生。但站在孩子的立場，誰會想見一個恨自己還想殺了自己的母親。

但這位母親無法理解。我告訴她「因為妳憎恨孩子的情緒，他早就感受到了」。接著我還告訴她「那孩子應該也是恨妳的，而妳也無法真心疼愛他，這是沒辦法的事。只要妳還帶著憎恨的心情，就算想騙自己妳愛他，也做不到。因為在心裡還有疙瘩時，愈是想原諒就愈無法原諒，這就是人類的心理。妳得先承認自己的憎恨心情。但不必因為憎恨孩子、想殺他的念頭而自責，也不要覺得自己是個失敗的媽媽，只要坦白告訴孩子『你不原諒我沒關係，但我還是想見你』就行了。」

我曾經在書裡寫過「要原諒自己」、「這麼做才能得到解脫」，但有人表示「雖然醫師說要懂得原諒，但我絕對無法原諒自己的父母」。讓我忍不住深思，究竟該怎麼做才好？

「原諒」是上對下的關係，我也是某次聽人說「要自己原諒自己，不會顯得自己很高傲嗎」才察覺到這個意思。那人還說其實不必原諒自己也早就得到原諒了，我反問他那是得到誰的原諒？他回答說就是「這個宇宙」。

看起來好像禪問答，其實他的意思就是現在眼前的存在，都是「得到宇宙認可的存在」，這麼解釋我大概就能明白了。所以說，不原諒也沒關係。

當我理解這一點時，突然發現自己不再受縛於「原諒」這件事。無所謂好或壞，這樣就行了，維持現狀就行了，不必非得將事情一一分出黑白，更不必因此懊惱，只要接受現在的自己、現在的對方就行了。就是因為討論要不要原諒，才會陷入泥沼，其實只要接受「就是這麼回事」就行了，光是這點就能改變人際關係。

許多人就是因為被價值觀綁架，所以有話也說不出來，也不敢展現軟弱的一面。若想展現軟弱的一面，絕對需要「這樣就行了」的心情。

要怎麼做才能擁有「這樣就行了」的心情？一個讓人放心的安全場所，確實能讓人展現自己，但是這種地方並非到處都是，這種時候該如何展現自己呢？

基本上，若不是發自內心地覺得「這樣就行了」，就很難展現自己，唯有讓自己覺得「已經夠了」，才有辦法解放自己。

容易出現負面思考的人，最缺乏「這樣就行了」的想法，因他們總是太認真地思考，所以會自責再自責，最後認為「我是個失敗的人」。正因為如此，更應該要設法轉念，告訴自己「這樣就行了」。

維持現狀就行了

不論誰都得接受自己的特質而活，無法否定也無法刪除。

不是「刪除」原有的特質，而是要有「這也是沒辦法的事」、「已經夠了」的想法，也就是懂得與自己的特質好好相處，不必硬去想著要剔除它，維持現狀就行了。

大家都知道高敏感族的心思特別纖細敏銳，那就沒有必要壓抑或隱藏，不妨好好活用，朝著這個方向發展更重要。

另一個重點是保證他們的自由。

有一個生活在都市裡的高敏感族，他說「我快受不了了，救救我」，於是我告訴他「沒問題。既然這麼痛苦，你就來北海道吧」，結果他真的搬來北海道帶廣，在這裡租房子生活了兩個月。因為遠離都市的喧囂，也遠離惱人的人際關係，在帶廣這個鄉下地方自在地生活，他慢慢跟我說出他的問題，最後恢復元氣回到都市去。

看到他這樣，我更深深體會高敏感族要適應社會，真的很難，不僅會有過度敏感的問題，還很容易累。再優秀的人，也只能發揮一般人的工作效率。

要幫助這些人，不只需要能理解他們並伸出援手的人，也需要時間、空間。想為他們打造一個合適的地方，絕對需要更多能讓他們理解「這樣就行了」的人，雖然社會上有些人認為他們「只是懶而已」、「依賴性太重」，但其實真正重要的是別責備他們，要懂得對他們說「這樣就行了」。

當孩子使壞時，媽媽或老師可能會罵孩子「不可以這麼做」，這種情形很常見，所以現實上很難對使壞的孩子說「這樣就夠了」。但否定只會造成周遭人束縛孩子，孩子自己更束縛自己的結果。尤其是「這樣不行」這句話，會讓孩子更加否定自己。

所以要接受這一切，認為「這樣就行了」。

雖然有人認為不能這樣放縱孩子，但我仍要說「先試試看再說吧，因為事實就是如此啊」。

吐露心聲的重要

有一個人因為過度敏感，連醫院都待不住，所以也無法住院。她的爸爸是注意力不足過動症加高敏感，媽媽則是輕微的高敏感，而她從小就很貼心，儘管爸爸會將怒氣發洩在孩子身上，但她都和媽媽、妹妹一起忍耐。

後來她從事社福工作，但因為對他人的心情過度感同身受，導致無法工作。為了克服自己的敏感，她也很努力。她把自己從小在家忍耐的事、痛苦的事，全都跟媽媽說，媽媽也很有耐心地聽她講。甚至告訴我，她女兒在說的時候又是哭又是大發脾氣，連媽媽都被她的生氣程度給嚇到。總之，她把過去的心情全講了出來。很明顯地是她一直在忍耐，直到忍無可忍了，才將累積的鬱悶心情爆發出來。

經過這個階段後，她現在可以明確地說出想法，加上原本直覺就很敏銳，頭腦也很清晰，狀況好到我都覺得她可以去當心理諮詢師了。

從這個案例可以得知，將壓抑在心裡的情緒吐露出來有多重要，而一個能夠傾聽與接受的存在更是重要。

我看過無數因為過度敏感而痛苦生活的人。前面也提過，要跌落谷底後才能重生。實際經歷過絕望的人，才有辦法產生「夠了」、「這樣就行了」的感覺，若是半途逃避，只會抱著問題繼續煩惱下去。因為這樣的人會陷入壓抑的思考模式，無法擺脫負面情緒。唯有全部吐露出來，才能讓心理負擔回歸於零，這一點非常重要。吐露心聲才能創造出心理空間，接受自己的痛苦和對方。

將原因推在對方身上，也不會有任何改變，若不能設法改變自己，同樣的事仍會再度發生。霸凌也是一樣，只知道說「我就是個會被霸凌的人」，那麼被霸凌的情形還是會發生。應該儘早講出來，接受自己的現狀與霸凌自己的人，設法讓自己的心境轉向「已經夠了」、「我不想再被霸凌」才行。

只要能這樣做到心理的平衡，即使過度敏感，也能面對社會、面對他人，讓自己活得更積極。

當爸媽並非高敏感族時

如果高敏感兒的爸媽不是高敏感族，情況會有什麼差異呢？

首先是理解度完全不同。

如果父母不是高敏感族，就很難理解孩子所說的話，有時還會心煩地責備孩子「你說什麼蠢話啊」、「怎麼可以這麼任性」，並對此感到焦慮。而前面我們一再強調，孩子會感受到這種焦慮。

敏感情形愈來愈嚴重的孩子，父母通常都不是高敏感族。最主要的原因就是高敏感兒得不到父母的理解，在被否定、被支配的環境下長大。

所以身為父母的人，千萬別以一般人的感覺、以先入為主的觀念來否定孩子的言行舉止，甚至強迫孩子接受固有的價值觀。因為高敏感兒很容易察覺對方的感受，想要去配合父母的想法，結果就是壓抑自己的情緒。

就這一點來說，父母若是高敏感族，比較能理解敏感孩子的心情。不過會以哪種方式展現敏感情形，又會到什麼程度，完全依個人而定。一般來說，孩子的症狀會比父母嚴重。比起敏感的母親，通常孩子會更敏感。

敏感的父母因為深切體會擁有敏感特質有多辛苦，所以容易出現前面提到的因過度擔心而變成過度保護、過度干涉的結果。總之，身為父母的人，一定要知道「這和一般的育兒情形不同」。

如果身為父母的你，無法理解敏感的人是什麼感覺，不妨從身邊的人找找看有沒有高敏感族，直接請教對方到底是什麼感覺。既然高敏感族的比率是每五人中就有一人，只要多留意，一定能就近找到。

「我想他應該是有這種感覺。」

「他絕不是為了讓媽媽困擾才故意鬧彆扭，我想他自己一定很痛苦。」

若能具體問到這種答案，自然能逐漸體會敏感人的心。身為父母若能得知「敏感的孩子對任何事都會感受很深」時，自然會有「原來如此，我之前都沒發現」的想法。原本因為不知所措而產生的焦慮感，也會在明白「原來是這麼回事」後慢慢冷靜下來。

還有一點可以確定，那就是高敏感孩子深切渴望父母的理解。

精神科醫師水島廣子女士常說「放下審判」，言下之意是「不需要審判心理創傷」。臨床經驗已經證實，高敏感族的自我界線很弱，自我信念也很弱，很容易被他人影響，無法將之驅逐。而這些都是因為「認為自己沒用」的想法太根深蒂固。

要改善這一點，重點不是變強，而是放掉負面要素，放下判斷好壞的審判。如何轉念成「這樣就行了」，才是關鍵重點。

相信孩子

有一個敏感的國中生對我這麼說「看媽媽因為我而焦慮的樣子，最讓我痛苦。」沒有孩子會打從心底想要媽媽替他擔心，每個孩子都希望媽媽能笑口常開，更不希望媽媽因為自己而煩惱、難過。

泛自閉症作家東田直樹先生也在書裡寫到「看父母為我擔心、難過，是最讓我痛苦的事，很希望父母能笑口常開」。這也是所有小孩打從心底期望的事。所以身為父母的人，更應該多注意這一點。

而要達到這個目的，最重要的就是相信孩子，並盡可能尊重孩子的意思。千萬別劈頭就罵「你為什麼老說這種話」，甚至在孩子面前露出焦慮態度。也別取笑或嘲諷孩子「這種事哪有可能」，甚至瞧不起孩子。

若看到孩子因為敏感而被社會用奇怪的眼光看待，也要挺身保護孩子，讓外面的人明白「這孩子不喜歡這樣」。

基本上，要用關懷態度來守護孩子。但也不要因擔心過度而照顧得無微不至，應該尊重孩子的自主性，抱持發生事情時一定會支持孩子的態度，與孩子維持適度的「距離」，才是最佳的親子關係。

下頁整理了重點一覽表，作為養育敏感孩子的參考。

照顧高敏感兒的 13 個重點

① 建立安心的關係，讓孩子敢在不喜歡時說不喜歡，吐露真心話。
② 尊重孩子的感覺、思考、心情，不強迫孩子接受父母的價值觀或期待。
③ 別將焦慮與恐懼傳染給孩子，別讓孩子承受父母心情不佳的責任。
④ 不否定孩子的人格，更不主觀認定他是什麼個性。
⑤ 不能有條件地愛孩子、稱讚孩子、控制孩子。
⑥ 尊重孩子的特色，別拿孩子與其他兄弟姊妹比較。
⑦ 讓孩子明白敏感的好處與優點。
⑧ 責罵孩子前要先訂下規則，並在孩子違反規則時先聽他的理由。
⑨ 教導孩子負面情緒並非不可取，同樣是很重要的情緒。
⑩ 提醒自己不能過度保護或過度干涉孩子。
⑪ 避免孩子太過依賴親子關係，讓孩子多接觸各式各樣的人。
⑫ 因孩子的問題遭遇瓶頸時，先檢視自己和父母的關係。
⑬ 細心觀察孩子是否有解離症狀或壓抑情緒的情形。

第5章／

將高敏感化為「優點」

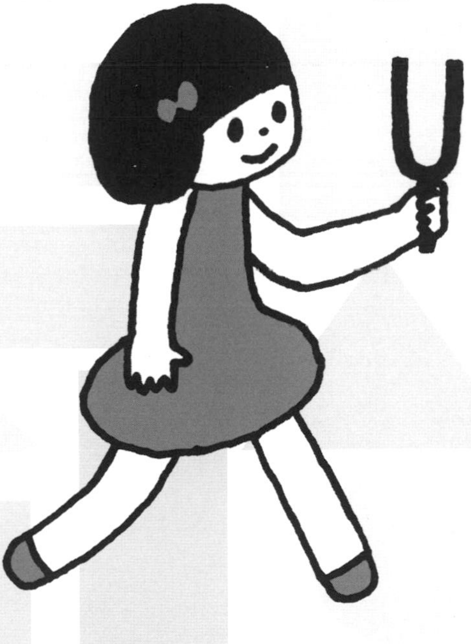

理想中的高敏感兒

關於高敏感兒與高敏感族，我認為他們不只是感覺比較敏銳、心思比較細膩，更是天生腦部運作機制與多數人不同的「特別的孩子」、「特別的人」。雖然不確定是否和艾融博士的主張一致，但至少我是如此想的。

這些人因為大腦裡的焦慮與共鳴神經迴路功能太強，所以容易搶先讀取他人的心並壓抑自己。但這並非疾病也非障礙，純粹是天生的大腦功能特質不同。

就現實面來說，有些人會被診斷為「發展障礙」，有些人會被說是「比一般人稍微神經質，太過在意芝麻小事」，但我認為上述兩者其實都沒有抓到問題的重點。

發展障礙的人和高敏感族在生活中，有多數人無法想像的問題，因此過得很辛苦。他們的感受方式也與多數人不同，是擁有「異文化」的一群人。

若要用現代社會的標準來看，只能說社會上有一群高敏感族，當中有些人同時有被稱為「障礙」的特色以及「適應困難」等問題，但也有人沒有這些問題。例如在泛自閉症者中，有一群人同時有高敏感的情形，他就會同時擁有泛自閉症特有的過度敏感症狀，以及高敏感族特有的敏感特質。但一般大眾卻將兩者混在一起，只從「敏感度」來看待他，並從有沒有障礙來分析這個人，我認為這是非常不對的事。

「障礙」這個觀念，應該是為了支援難以適應社會的人而存在的，所以更不該成為把人區分於社會之外的標準。

好奇心很強、同理心和同調性很高、感受性很強、直覺力很強、掌握狀況的能力很強、充滿創造性……這些能力都是不同於發展障礙者的過度敏感情形。請大家能多重視這一點。

擁有豐富內在卻不被理解

我在臨床上接觸的許多高敏感族和高敏感孩子，他們都在生活上擁有各種困難，有的人還會走偏、自殘、出現解離症狀而迷失自己。但這些都是在成長過程中形成的二次性問題，而只有一次性問題的人，幾乎都擁有對社會極有幫助的優秀資質。或許該說正因為他們擁有過於純真的靈魂，才會活得如此痛苦。

其中有些孩子功課很好，也有些孩子很怕念書，若再加上有神經發展障礙和學習障礙等問題，不只功課會跟不上，就連一般的學校生活與團體生活都有困難，即使想升學，也往往難以如願。

到底該如何讓自己發展，該如何在這社會裡活用自己的能力，通常很難找得到答案。即使能展現美術、音樂或運動方面的才華，也沒有人有自信能適應這個社會，所以才會找上我尋求幫助。由於他們是如此沒有自信，才會認為「我這種人不可能成為專家」，而他們的父母也都認為「走這條路養不活自己」，導致他們更難擴展自己的世界。

有個孩子就是類似這樣的情形，仍然深陷於煩惱中。

這個孩子從小就能看見別人看不見的東西，並且早早斷定媽媽肚子裡懷的是妹妹，還告訴媽媽這件事。當大人不講理時，這個孩子也能條理清晰地反駁，有時甚至會反過來對大人說教。他是個很精明的孩子，但他非常怕生，也很怕與人相處，因此被診斷為自閉症。

他在小三時來找我看診，我一眼就看出他是個非常敏感的孩子。剛開始，不論我如何提問，他就是不回答。後來，我對他進行箱庭療法*，他卻創造出非常

*箱庭療法（sandspiel,sandplay therapy），又稱沙盤遊戲療法或心理沙盤療法，是以在沙中遊玩獲得治療，是目前在國際上具有重要影響的心理治療技術。

驚人的世界，讓我忍不住讚嘆「從沒看過這麼了不起的作品」。

即使被診斷為障礙，即使不太會念書，他仍擁有豐富的內在世界。但我也相信隨著成長，今後他勢必會遇到更多困難。要如何前進以獲得幸福，是他未來必須去探索的課題。

幫助孩子發展強項

這是另一個孩子的案例。他是高敏感兒外加讀寫障礙的孩子，記不住文字，也很怕與人交談。但是他的聽力很好，一聽到聲音就能理解內容，因此從圖書館借了許多為視障者準備的有聲書，透過耳朵讀了許多書。

每次他要向父母說明什麼事時，都會用畫圖加寫字的方式給爸媽看。後來他想念專科學校，還努力向學校說明他不擅長閱讀文字的事。但學校無法理解他的狀況，只強調「無法提供特別待遇」，他只好勉強去上學，果然沒多久，就中途放棄了。

他非常感性，也很擅長畫畫，所以他利用殘障津貼，透過通訊教育學習繪畫技巧，創作自己的藝術世界。現在他已經自立了，當然這段過程非常辛苦，但他一心一意想開拓自己的世界，最終得到了很棒的成果。

但是話說回來，很少有孩子能像他這樣面對自己，進而發展自己的長處。多數孩子都被學校和社會的不理解擊倒，最後出現各種精神症狀。

每次看到這樣的孩子，我都非常難過，為他們抱不平。

許多感性纖細的高敏感兒，都很有藝術天分，若能讓他們在自己喜歡的領域裡開花結果，絕對會很幸福。

為了發揮自己的能力，即使是不擅長的事，也會盡最大能力去努力，這就是人類。所以即使是同樣的一件事，比起心不甘情不願地去做，發自內心主動地做，動力會完全不同。

人類在做自己喜歡、擅長、開心的事時，腦裡會分泌大量多巴胺，促使額葉活化，才能面對眼前的困境。將不會的事變成會的事，是人們必經的成長過程，但若為達這個目的而過度勉強自己，最後造成身心失衡就沒有意義。不如換個角度思考，與其勉強提升弱點，不如更進一步伸展強項，透過「強項」來站穩腳步，也是一種生存方式。

別去想著要消除凹凸中的「凹」，而是去幫助孩子發展「凸」的部分，屆時凹的部分自然會被拉上來。

擅長的才能若能順利發揮，孩子就會產生自信。進而產生往前進的勇氣與力氣。屆時幹勁迴路與理性迴路，自然會比壓抑自己的焦慮迴路更活化。

不過，也別一開始就使盡力氣想成為擅長領域的專家，或想從事擅長領域的工作。應該將擅長的部分當成自己的特色，當成生活所需的工具。多找出能成為自己「強項」的才能，才有辦法產生自信，這也是高敏感兒身邊的大人們，最應該注意及提供協助的地方。

大腦的代償作用

我在學習神經和發展問題的相關知識時，得知當人類的大腦裡有較弱部分時，較強部分會發揮代償作用，這就是大腦的運作機制。

在學習障礙、尤其是讀寫障礙的領域裡，對於如何進一步發展大腦較強的部分，已經有很深入的研究。例如有讀寫障礙的人，雖然左腦有三處閱讀迴路不活躍，但其中處理文字意義的領域卻很活躍。而右腦負責創作想像的領域也很活躍，形成另一種不同於多數人的閱讀迴路。簡單地說，只要有哪裡出現障礙情形，為了代償，一定會有別處的迴路更加發達。

換句話說，因為學習障礙而閱讀有困難的人，與其拚命努力想克服不擅長的部分，不如努力發展活躍的部分，多多去強化自己的長處。若能活用這個特質，就不會認為學習障礙是「困難」的狀態，而是「隱藏著獨特能力」的狀態。

我們都知道發展「強項」更能提高當事人的生活品質，畢竟「弱點」的發展空間有限，而且會很辛苦，還得依靠他人或工具輔助。

有些人雖然部分地方有障礙，但也同時擁有過於常人、如天才般的才能。不妨思考成這樣的人只是大腦比較不一樣。愛因斯坦就是最好的例子，他負責與閱讀有關的左腦構造有些異常，所以不擅長閱讀文字，但相對地他擁有非常優秀的心靈之眼和想像力。就這一點來說，愛因斯坦的想像力就是偏差的大腦賜給他的才華。

當左額葉後方的功能受阻時，有時候，右腦會發揮學者症候群般的能力。第3章也曾說明，學者症候群的人擁有驚人的記憶力，電影《雨人》就是講這樣的故事。多數有學者症候群的人也是天生如此，而且同時有較高的機率也是泛自閉症者。天才般的記憶力，基本上是和右腦有關的記憶為主，所以推測是因為左腦功能出現障礙，右腦為了發揮代償作用才提高功能。

有些人還有聯覺能力，特徵是視覺與聽覺、顏色與數字、聲音與想像等不同的感覺同時存在，例如能從聲音裡感覺到顏色，或從數字與文字裡感覺到顏色，甚至從東西的外觀感受到味道，是一種同時存在多個感覺的現象。

由此可見，被稱為障礙的狀態，並非只有凹的狀況。

多數的敏感人都有「心靈之眼」

人類擁有許多無可測量的能力。其中一項是前面提過的「心靈之眼」。簡單地說，就是「對於眼前看不到的東西，只要想像就能看見」的能力，也就是能將腦裡的想像視覺化的能力。

例如當我和一個擁有心靈之眼的孩子面對面坐著時，我問那孩子「你有辦法想像你手上正拿著一個蛋糕嗎？」他回答我「可以」，於是我又問他「那是什麼樣的蛋糕？」他回答我「是巧克力蛋糕」。

沒有心靈之眼的人當然看不見，而我正好沒有這個能力，所以看不見蛋糕。「那就是想像出來的東西嘛」，一般的人或許會這麼說，但擁有心靈之眼的孩子不只能將想像視覺化，還能從各個角度自由觀察這個被他視覺化的東西。

我繼續問他「你現在是從你的角度在看蛋糕，那你有辦法從後面看嗎？」結果他反問我「你是說從你那邊看過來嗎？可以啊」，接著就畫下從我的角度看到的巧克力蛋糕。他甚至可以讓蛋糕浮在空中，從下往上看、從上往下看。

有些人甚至能用心靈之眼來觀察各種空間，進而從中看到許多不同的景象。不僅如此，擁有心靈之眼的人，即使沒有具體實物在眼前，也能靠想像來組裝。

沒有「辦不到」的事

東田直樹先生的著作《自閉症の僕が飛びはねる理由》（中譯：我想變成鳥，所以跳起來：在自閉兒的世界裡，理解是最適當的陪伴，遠流），因為被全世界翻譯成各種不同語言的書，成為暢銷作家。

但是，我相信一定有許多人認為有泛自閉症問題，連交談都有困難的孩子，不可能寫得出這種書。但他從小就訓練用手指著日語五十音圖表來與人筆談，最後才有辦法打字，這是療育下的成果。

先前說過「障礙是一種凹凸狀態」，東田先生就是最佳的例子。他或許有很多事無法像一般人一樣辦到，但是在另一方面，他也擁有一般常識無法衡量的優秀能力。

腦功能有障礙的日木流奈先生*也是一樣，他幾乎無法與人交談，但同樣能寫出打動人心的文章。一般人大概又會認為大腦功能有重度障礙的人，不可能完成這種事。但因為心裡有想確實傳達給世人的想法，才有辦法化為文字。

要發揮這種能力，需要特別的訓練，當然也需要能從旁協助的人。所以在父母與當事人自己及相關人士的持續努力下，終於讓才能開花結果。

雖然障礙的特質各有不同，但不論是鋼琴家辻井伸行*先生，還是書法家金澤翔子*女士，他們都克服了一般人認為「不可能辦到」的障礙，讓自己的才能開花結果。

人類的潛在能力其實很驚人，如何讓這種潛能外顯並開花結果，除了當事人自己必須努力外，周遭的人也必須給予協助。畢竟天才不是一夕之間就能養成，而是經過無數努力而來。

*日木流奈，一九九〇年出生。出生時體重過輕，且有先天性腹壁破裂問題。因手術後遺症引發腦功能障礙。後來又因藥物副作用引發白內障，而摘除雙眼水晶體，但仍努力接受治療。擁有多本著作。

*辻井伸行，一九八八年出生，出生後就因罹患小眼球症而全盲。對鋼琴有特殊才能。二〇〇九年為日本贏得范・克萊本國際鋼琴比賽金牌。

*金澤翔子，一九八五年生，患有唐氏症的天才書法家。

培育長處的「好生活模式」

吉濱ツトム（Tsutomu Yoshihama）先生寫了一本書，書名是《隠れアスペルガーという才能》（中譯：名為隱性亞斯伯格症的才能，BEST 新書）。他是個非常敏感的人，嘗試過許多與心靈有關的活動，也試過冥想，但都沒能改善自己的狀況，因此深受困擾。

後來他接觸了氣功，但氣功老師對他說「只鍛鍊身體沒有用」，於是他開始做韻律體操──用來活化大腦的血清素活化運動。在氣功老師的建議下，他還挑戰低碳飲食，並將諾麗果當成保健食品食用。在這三種方法同時實行一個月後，據他表示身心狀態出現大變化。後來他將這個經驗寫成書，目的是要治療有亞斯伯格症的人，並在全國展開巡迴演講活動。

書裡提到醫師們只強調「亞斯伯格症的人很怕的事」，卻不提他們也有許多好的一面，所以他才想透過書來宣揚亞斯伯格症的種種魅力。這種極力往好的一面思考的情形，稱為「好生活模式」，被應用在矯正罪犯的治療過程裡。

高敏感族也是一樣，不能只顧哀嘆負面要素，既然有這麼多好的一面，就該設法努力發展這些正面要素。

高敏感族和高敏感兒都具有「敏感力」

實際上，有些人儘管會受不好一面的影響，但已經學會轉換思考與心情，正視自己好的一面，並慢慢伸展為才能。

艾融博士也常說，高敏感族不只容易吸收負面要素，也容易吸收正面要素。

在各種調查中，發現孩童時期同樣不幸的高敏感族，比非高敏感族更容易沮喪、焦慮、內向；但孩童時期同樣好的高敏感兒，則和非高敏感兒一樣幸福，甚至比高敏感兒還幸福，顯示高敏感兒比非高敏感兒，更容易從好的養育方式和指導裡得到更多。

——《The Highly Sensitive Child》日文版

艾融博士還說「接受優質方式養育的孩子，因為置身於較好的環境裡，會比其他孩子有更正面的發展」、「敏感的孩子不只比非敏感的孩子容易被不良環境影響，也容易被好環境影響」，她強調高敏感兒若想有更好的成長，環境因素會是很大的關鍵。艾融博士甚至進一步說明，近年來的研究已將高敏感族這種正面心態稱為「敏感力」。

> 麥可・普洛斯（Michael Pluess）將敏感孩子的「正面心態」，取名為「敏感力」（vantage sensitivity），例如高敏感族看到給人好印象的照片、露出樂觀表情的照片時，會出現強烈的反應。就像一般人對害怕的事物會出現強烈反應般，高敏感族會因這種積極特質，比其他孩子更容易注意到周遭好的一面（愛、貼心、有用的建議、美麗的藝術、有趣的資訊等所有事物），並從中吸收正面要素。
>
> ——《The Highly Sensitive Child》日文版

令人欣慰的是，全世界已經逐漸將高敏感族的敏感，視為一種優質能力。

不執著於辦不到的事或缺乏的能力，而是將焦點放在眼前存在的事、辦得到的事、感受到的事，並由衷接受與理解，這樣自然能感受到真正的滿足與幸福。放掉被環境深深烙印的「主觀認定」，試著從眼前辦得到的事努力看看吧。

發展能活用優秀才能的社會

日本有個致力於啟發並協助讀寫障礙者的NPO組織，會長是藤堂榮子女士，她自己也是讀寫障礙者，但直到兒子高直先生在英國留學時，被診斷出有讀寫障礙，才反過來得知原來母親也一樣。

在英國，有讀寫障礙的孩子被視為很有才能，據說多數人會往藝術方面發展。高直先生也因擁有超強的空間認知能力，考進某優秀大學的建築系，並在就學期間發揮長才，奪得國際比賽的冠軍。

畢業後的他回到日本，試圖以建築設計師身分開始工作，但即使是像他這般優秀的人才，在日本的社會還是無法立刻以個人身分獲得工作，只能進入公司成為一員，才有工作可做。但是新人進入公司後，並無法被委以重任。因為日本的企業文化沒有這種機制，新人只能從一般事務性工作開始。但他並不擅長這種事，對他來說這是凹的部分。儘管他接受的是發展凸（強項）的教育方式，可惜日本社會的架構，無法讓他活用自己的才能。

目前他已經獨立，並以建築設計師的身分活躍於業界，但是乍聽到這件事讓我很有感觸，英日兩國的差異竟然如此大。

日本的教育方式要孩子們什麼都學，所以得在考試裡取得高分。雖然考大學時也有才藝推甄的制度，但若要說這是為了擁有「偏差的腦」的人而存在的制度，又令人存疑。

據說在英國，只要知道孩子是讀寫障礙者，就會被鼓勵「恭喜你，難怪你這麼有才華」，正因為身處在這樣被理解的環境裡，高直先生才能毫無阻礙地伸展自己的能力。

高敏感兒所擁有的高同理心與創造性，和一般所說很會念書的優秀人才不同，所以更需要能幫助他們發展才能的教育與環境。要發展好的一面，絕對需要能幫助他們發展的好環境，更需要擁有這種架構的社會。

日本財團與東京大學先進科學技術研究中心，從全國找來因偏差的大腦而擁有特殊才能的孩子們。為了挖掘他們的特殊才能，以培養日本未來的人才，還設立專案（ROCKET）努力專門培育他們。

有學習障礙的孩子似乎也被加入這項專案，由衷期望他們能學會各方面的能力，也希望日本能有更多這種讓孩子發揮才能的場所。而要達到這個目的，必須進一步充實必要的教育等機構。

反向思考才能創新

有一個孩子被父母虐待，我因為這件事情，得到了一個新啟發。

在得知孩子被父母虐待時，我非常憤怒地說「太過分了！一定得懲罰這種惡劣父母」，結果一位輔導員如此回應我。

「確實很過分，但長沼醫師，『惡』真的有這麼惡嗎？」

「這還用說，『惡』就是破壞，破壞事物、毀了一切，還傷害人，絕對不能原諒。」我毫不猶豫地立刻反駁。

但那位輔導員卻如此回答我。

「或許是這樣吧。但就是因為有破壞，才能產生新事物。因為被破壞了，才會產生想再創造新事物的力量。如果這麼想的話，你不覺得『惡』所造成的破壞，其實也是有好的嗎？」

「啊、這麼說倒也是……」

要改變事物確實得出現變化才行，而變化就是創造新的事物。我直到那時才恍然大悟，我一直主觀認定惡只有壞的一面，卻不曾正視惡所擁有的「反面意義」、「本質意義」。

那位輔導員還說了這麼一句話。

「況且這個世界，不就是因為有『惡』，才會有『善』嗎？」

自從這段對話後，我開始轉念「萬事萬物一定都有正反兩面」。

凡事都有兩面，何不反過來看呢？若能從另一面來看待孩子的反抗與走偏行為，應該就能看到全然不同的事實。

改變看法或許就會認為走偏其實並非那麼不對。因為孩子只是想用大人們所說的「走偏行為」來破壞現狀，因為孩子在情緒上「有非破壞不可的東西」。對於父母強迫他們接受的問題，只想反駁「這樣太奇怪了吧」。只要明白這是孩子們的反抗運動，自然能明白他們的心情。

打破下意識裡築起的高牆後，就能看見原本看不見的東西，也能看見親子間、家庭間的問題本質。

父母為什麼會說不行？是真的為了孩子好才說的嗎？還是其實只是在意社會眼光與常識才這麼說？

有時孩子想傳達的才是更有意義的事。

有些人認為孩子的反抗讓家庭亂七八糟，但也因為這樣才讓家人願意認真面對家庭問題。正因為孩子的破壞，才帶來全新的改變。若能這麼想，自然不會覺得孩子的行為只有一個「壞」字可以形容。

顛覆原有看法，才能看見原本被框在社會常識裡而看不見的東西。擁有這種思維，才能產生創造新事物的力量。

顛覆大眾認知的「Bethel之家」

最近精神醫學有一個很大的新動向，那就是位於北海道浦河的「Bethel之家」，那是以教會為據點所展開的活動。一開始是由向谷地生良先生主導團體活動，後來逐漸帶動風潮，還吸引外國團體來視察，非常知名。

這個團體專門挑戰「不受常識約束」的事，凡事都採反向思考，也就是「視弱點為強項」。

剛開始有些人認為「雖然能理解這個理念，但是這麼做，也無法幫助孩子適應社會」，但現在大家也逐漸明白，在這個理念下推行的活動，對精神醫學來說很有效。

Bethel之家有許多宣傳標語，而且都很獨特。

- 我們不治療疾病
- 疾病要活用，而不是治療
- 好好咀嚼疾病

意思是都生病了，就別想著要如何治療，應該好好咀嚼這個難得的體驗。擁有疾病或障礙的當事人，把自己當作研究對象來發表，並將這個活動取名為「〇〇之研究」（即當事人的名字）。活動上沒有醫護人員、也沒有病患，也不分支援者與被支援者，就是大家一起研究，因為大家都是對等的，也都是初學者。

- 初學對等
- 經驗是寶
- 共有弱點
- 我的痛苦就是大家的痛苦

・幫助自己就是幫助同伴

把自己的弱點展現出來，就能讓大家一起分擔痛苦，所以幫助自己就是在幫助同伴。唯有盡量暴露自己的弱點，才能反過來成為大家的助力。

・改變遣詞用語也改變行為態度

・笑的力量與幽默最重要

太多人因為不敢「顯露自己的弱點」而痛苦，其中有些人或許是因為無法順利用語言表達出來，有些人是因為持續壓抑情緒所致，敏感的人則是因為替對方著想而不敢說。不敢說的原因很多，所以 Bethel 之家打破了不能暴露自己弱點的社會通念。

他們鼓勵大家若因為幻聽而聽到「去死」的聲音時，要轉念想成是「去發光發亮」，因為日語「去死」的發音用羅馬拼音標示寫為「shine」，所以「去死、去死」就等於「去發光發亮、去發光發亮」。他們透過這種幽默的方式，改變大家的思考習慣。

他們強調要「對事不對人」，當事人本身並沒有不好，是他們的行為不好，所以沒必要憎恨這個人。

當事人之研究從北海道浦河開始，現在已擴展到全日本。連東京大學先進科學技術研究中心也開始研究，並建立全國聯絡網，試圖向全世界發送訊息。

若能照 Bethel 之家的理念前進，弱點中存在著意義，弱點就是一股確實的力量。

從執著裡解放出來

我會提倡「反轉」，就是因為受到這種影響。反轉不只是一種反向思考，也代表將自己從執著裡解放開來。

例如家暴（ＤＶ）與職權騷擾。有一名受過多次性暴力與騷擾體驗的女性，經過心理治療後恢復了心情，也開始重回職場，沒想到馬上又遭到毒手。

由於她文筆很好，所以她說「我要把自己體驗過的痛苦寫成小說，寫成書才是正面活用我經驗的方法」，但後來她突然又這麼對我說「醫師，我決定不寫小說，我不想再執著了，我想算了。」

她似乎從痛苦的經驗裡得到解脫，不再執著，讓我覺得很疑惑。後來才知道原來她找到一個必須活動身體的工作，因此有了轉變。「我發現自己過去只會動腦不會動手，老是用頭腦思考，忘了身體也需要活動。」

每天活動身體後就感到疲倦，回家後就是吃飯、洗澡、放鬆，然後就能睡得很熟。在這樣反覆的生活裡，想把自己負面體驗寫成小說的慾望逐漸變淡，最後覺得「算了」，才讓她有辦法放掉執著。

過於執著的人很容易折磨自己的精神與肉體，最好的例子就是打官司。為了給自己一個交代而向對方提起訴訟，結果自己也在整個過程裡持續地承受壓力，讓人疲憊不堪。所以，遇到各種煩躁的事、令人不悅的事，若能覺得「算了」，就能放下重擔，讓自己無事一身輕。

先前我曾建議過，若想讓高敏感兒學習某些才藝，不妨選擇武術。因為運動身體可以調節身心平衡，例如瑜伽最初就是為了這個目的而產生的，舞蹈治療和肢體療法也是以恢復身心平衡為目的。所以這類手法都能透過調整身體的方式，有效治療心理與靈魂。

最近還有「身體經驗創傷療法」，為肢體類療法之一。

對現在的自己感到驕傲

畫家兼作家的 Hasekura Miyuki 女士，針對如何消除敏感人的煩惱如此回答「其實很簡單，只要下定決心不去煩惱就行了」。

換句話說，就是決定「放棄煩惱」。另外，她還建議敏感人要告訴自己「我一定會變幸福，我只要朝著幸福努力就行了」。

若處在只看得見負面的狀態裡，並持續生活著，只會讓自己的眼界更狹隘。尤其是青春期時，這種情形更嚴重，所以許多十多歲的孩子都會說前途「無」亮。但其實是因為身處在黑暗狀態裡，又凝視著黑暗，才會看不到其他的光明面，若能稍微移開視線往他處看，絕對能看見隱隱透著微光的另一端，擴展著一片藍天。

自以為四處碰壁時，若能抬頭往上看，總能看見一片天；只要改變看法，景色也會跟著改變，事物的發展也會產生變化。

要達到這個目的，最重要的是對現在的自己有自信並且驕傲。

我認為前面提到的女性之所以能轉念「算了」、「過去只會動腦不會動手」，就是因為做了以往不曾接觸過的工作，發現活動身體對人有助益，因此逐漸從自我勝任感裡產生自信。

想得到「強項」並不需要先得到什麼特別強的能力，只要對自己、對周遭人、對將來抱持樂觀態度面對就行了。

不必為了回應誰的期待而拚命尋找相對應的能力。只要思考自己為什麼會被生在這個世界，要怎麼做才能在這個世界裡活得幸福、快樂，為了達到這個目的又該採取什麼行動，這才是最重要的事。

讓高敏感族大放異彩的世界

高敏感族常被認為是很敏感、很膽小、很脆弱的人，但也因為如此才能善待人們，也能理解人們的痛苦。所以只要有機會，一定要告訴他們應該為自己的敏感感到驕傲，並對自己有信心，因為這是非常棒的特質。高敏感兒身邊的大人們都肩負一項重責大任，那就是告訴敏感的孩子，雖然會因為心思細膩而容易受傷，但也因為如此更容易將這個特質化為強項。

他們的善良與同理心，能療癒人們。為了避免他們將這個資質推向黑暗深淵，一定要好好守護他們。同時也要向他們傳達訊息，必須對自己的使命產生自覺，讓自己能對他人更有助益，繼續發展好的一面。

比起只為自己的樂趣而活，若能對自己的使命產生自覺，這樣的人會活得更堅強。從事醫師這個行業後，我深深有這體悟——自己能對某人有些助益，自認能幫得上人，也能讓周遭的人感到開心，這些都逐漸成為我的驕傲與自信。

作為高敏感兒的自立之途之一，我認為應該多活用他們能察覺人們情緒微妙變化的特質，從事提供諮詢與建議的工作。

心思細膩、敏感、貼心，這種女性常見的特質，在今後的時代裡一定會愈來愈重要。相信未來會有更多的研究，將進一步揭開高敏感族這種完美的特質。

艾融博士在《The Highly Sensitive Child》日文版書末「關於日文版的發行」裡，寫了這一段話。「這個世界很需要成長後的高敏感族。」甚至還提到「沒有哪個時代比現在更需要能慎重思考、深層感受、察覺任何芝麻小事、最後還能看破大局的人才，相信今後他們會更為人所需。」

我非常有同感。

很希望未來的社會能有更多的人，能笑逐顏開地說「很慶幸我是高敏感兒、高敏感族！很慶幸我這麼敏感！」

後記

高敏感孩子需要更細心的呵護

我一直很希望能以敏感的孩子為主題寫本書。

而由艾融博士的著書，不僅提到了高敏感族的概念，也說明了高敏感兒的概念，成為推動我寫書的助力，所以本書裡也介紹了許多相關概念供大家參考。

但是，要向一般人說明孩子們的敏感情形，卻比我想像中困難許多。加上後來我離開先前服務的醫院，自行開設醫院。在這段手忙腳亂的時期為書執筆，始終無法挪出更多時間，讓我陷入苦戰，在診療室的沙發上迎接無數次晨曦的來臨。

要談論孩子們的敏感，一定得談論神經發展障礙症，也就是一般人所說的

「發展障礙」。而如東田直樹先生與栗原類先生般，由當事人來說明他們的症狀與內心世界後，也逐漸讓大眾對神經發展障礙症有進一步的理解。

但有神經發展障礙症的人，不論擁有多優秀的能力，對於理解他人與展現自我、多工處理等，還是無法像一般人一樣順利。東田先生也是歷經無數次的誤解，才走到今天這一步，因為大眾普遍抱持「主觀來說或許會覺得他們很敏感，就客觀來說會覺得他們很遲鈍」的印象。

高敏感族與這種神經發展障礙症的人，處在不即不離的關係裡，加上有時會合併出現依附障礙、焦慮症、情緒障礙、解離性障礙、統合失調症等症狀，更讓多數人無法理解他們。而以往又沒有較清楚的概念，可以掌握他們面對的困難、生活上的痛苦以及這種障礙的複雜程度。

我在執筆過程中一邊迷惘、一邊煩惱，要如何將這種複雜的情形巧妙擊破？直到最近開始出現與高敏感有關的書，但仍不見與高敏感孩子有關的書，顯示大眾對高敏感兒的理解還不足夠。

兒童精神醫學會至今仍未發表相關論文。或許是因為這並非醫學診斷名，所以不易發表成論文。只要醫師及心理師無心推廣，恐怕很難滲透到一般社會。

但作為曾經接觸過許多有敏感問題的孩子，看著無數家人內心掙扎的醫師，我衷心期望能讓更多人明白高敏感兒，所以決定整理成本書。

患有心病的人愈來愈多，導致精神科醫師愈來愈忙碌，要在有限的診療時間裡應對病患，只好聽取表面的症狀，再開出能減緩症狀的藥物，這是目前醫界常見的做法。

因為大家都沒有多餘的心力可以慢慢思考，病患為什麼會出現這種症狀，再給予適當的處置。儘管現在只要有心理師在，有心理煩惱的人就會交由心理師負責診察，但有能力診察發展性創傷障礙的心理師仍寥寥無幾，因此很容易忽略造成病患痛苦的原因與本質問題。

我對這樣的醫療方式抱持疑問，因為想進行結合心理（Mind）和身體（Body）以及肉眼看不見的東西（Spirit）的綜合性醫療，所以自己開設了醫院。

精神科醫師非常了解各種精神症狀，但因為成人的精神科與兒童精神科被區分開來，導致許多精神科醫師沒有兒童精神科的經驗，對孩子們的心理發展不甚了解，不清楚孩子們在發展過程中發生了什麼事。

由於精神醫療的診斷基準 DSM-5，已重新定義神經發展障礙症的問題，相信今後對孩子們的心理問題研究會愈來愈進步。

高敏感族純為心理學上的概念，有些人認為要適用在醫學上會很難界定，也很不科學。但從《The Highly Sensitive Child》書末說明可以得知，在國外早已針對敏感展開各種不同的研究。

例如敏感來自腦的哪個部位，敏感到底是什麼，光是腦科學領域就有不少討論，甚至也開始注意胎兒期與幼兒期的原始反射。逐漸累積各種客觀的資訊，顯示敏感問題絕非科學無法應對的問題，更讓人期待這樣的時代應該不遠了。

開設醫院至今，不論工作再忙，都有辦法到隔壁食堂享用熱騰騰的白飯和味噌湯，比起在大醫院服務時，只能到商店買麵包或泡麵來果腹，我非常感激現在的生活。食堂老闆娘中村千代子女士，同時也是我們醫院二樓團體家屋的老闆娘，一向主張吃不只是為了攝取營養，更是讓大家和做飯的人一起圍著餐桌享用，邊說「很好吃」邊分享的重要大事。我在本書裡不斷強調的「好環境非常重要」，其實一點也不難辦到，其實就是這樣的環境。

最後要感謝誠文堂新光社裡，提議本書企劃案的青木耕太郎先生，以及協助編輯的阿部久美子小姐，若沒有他們二位的鼎力相助，本書就無法完成，在此由衷感謝他們。

二〇一七年五月　長沼睦雄

附錄

高敏感兒檢測量表

請以直覺回答下列問題。若認為小孩目前的狀況還算符合或是過去符合，就回答「是」，若認為完全不符合或是幾乎不符合時，就回答「否」。

1	容易受到驚嚇。	是・否
2	抱怨衣服粗糙扎人、襪子縫線不舒服、衣服標籤磨得皮膚癢。	是・否
3	一般而言，不喜歡大的意外驚喜。	是・否
4	用溫柔的勸說比嚴厲的處罰有效。	是・否
5	好像可以讀我的心。	是・否
6	語言能力較同齡小孩成熟，會使用超齡的詞彙。	是・否
7	會注意到最微小的不尋常味道。	是・否

8	幽默機智。	是・否
9	直覺強。	是・否
10	經過興奮的一天後，難以入睡。	是・否
11	遇到重大改變有適應困難的問題。	是・否
12	如果衣服濕了或弄髒了就想要換衣服。	是・否
13	有問不完的問題。	是・否
14	是完美主義者。	是・否
15	會注意到別人的不開心。	是・否
16	喜歡安靜的玩耍。	是・否
17	問深刻而需要思考的問題。	是・否
18	對痛苦非常敏感。	是・否
19	在吵雜的環境中會顯得焦躁不安。	是・否

20	會注意到細節（例如你動過家裡的擺設或是換了髮型）。	是・否
21	爬高之前會先考慮是否安全。	是・否
22	沒有陌生人在場的時候表現得比較好。	是・否
23	對事情有深刻的感受。	是・否

計分方法

回答「是」的選項若超過十三個，表示你的小孩應該就是高敏感兒。但一般而言，比起心理測驗，父母自己觀察的感覺會更準確，即使答「是」的選項只有一、二個，若程度非常誇張，仍顯示孩子有可能是高敏感兒。

參考《The Highly Sensitive Child》孩子，你的敏感我都懂（增訂版），Elaine N. Aron著、丁凡譯、遠流出版

國家圖書館出版品預行編目資料

開啟高敏感孩子天賦 / 長沼睦雄作 . -- 初版 .
-- 臺北市 : 三采文化 , 2018.02
面 ; 公分 . -- (親子共學堂)
ISBN 978-986-342-929-6(平裝)

1. 兒童精神醫學

415.9517 106022978

親子共學堂 30

開啟高敏感孩子天賦

作者｜長沼睦雄 譯者｜蕭雲菁
副總編輯｜郭玫禎 主編｜黃迺淳
美術主編｜藍秀婷 封面設計｜謝孃瑩
行銷經理｜張育珊 行銷企劃｜劉哲均
校對｜黃薇霓 內頁排版｜菩薩蠻電腦科技有限公司

發行人｜張輝明 總編輯｜曾雅青 發行所｜三采文化股份有限公司
地址｜台北市內湖區瑞光路 513 巷 33 號 8 樓
傳訊｜ TEL:8797-1234 FAX:8797-1688 網址｜ www.suncolor.com.tw
郵政劃撥｜帳號：14319060 戶名：三采文化股份有限公司
初版發行｜ 2018 年 2 月 9 日 定價｜ NT$320
12刷｜ 2024 年 5 月 5 日

suncolor

suncolor

suncolor

suncolor